跟腱损伤治疗与康复

The Achilles Tendon
Treatment and Rehabilitation

主编 ［美］詹姆斯·A.努利

James A. Nunley

主译 黄 鑫

世界图书出版公司

上海·西安·北京·广州

图书在版编目（CIP）数据

跟腱损伤治疗与康复 /（美）詹姆斯·A.努利主编；
黄鑫译. —上海：上海世界图书出版公司,2023.2
ISBN 978-7-5192-8775-7

Ⅰ.①跟… Ⅱ.①詹… ②黄… Ⅲ.①跟腱-运动性
疾病-损伤-治疗 ②跟腱-运动性疾病-损伤-康复
Ⅳ.①R686

中国版本图书馆CIP数据核字（2021）第163206号

First published in English under the title
The Achilles Tendon: Treatment and Rehabilitation
edited by James A. Nunley
Copyright © Springer-Verlag New York, 2009
This edition has been translated and published under licence from
Springer Science+Business Media, LLC, part of Springer Nature.

书　　名	跟腱损伤治疗与康复
	Genjian Sunshang Zhiliao Yu Kangfu
主　　编	[美] 詹姆斯·A.努利
主　　译	黄　鑫
责任编辑	芮晴舟
出版发行	上海世界图书出版公司
地　　址	上海市广中路88号9-10楼
邮　　编	200083
网　　址	http://www.wpcsh.com
经　　销	新华书店
印　　刷	杭州锦鸿数码印刷有限公司
开　　本	787 mm × 1092 mm　1/16
印　　张	16.5
字　　数	300千字
版　　次	2023年2月第1版　2023年2月第1次印刷
书　　号	ISBN 978-7-5192-8775-7/R·596
定　　价	120.00元

译者名单

主译

黄　鑫　解放军总医院第四医学中心骨科医学部

主审

吴克俭　解放军总医院第四医学中心骨科医学部

王晓宁　解放军总医院第四医学中心骨科医学部

陈　华　解放军总医院第四医学中心骨科医学部

译者（按姓氏笔画排序）

许小军　空军军医大学空军特色医学中心医研部

苏　柯　联勤保障部队第九四一医院干部病房（介入科）

杨雨洁　空军军医大学西京医院骨科

张　帅　联勤保障部队第九六九医院骨科

张建波　解放军总医院第四医学中心门诊部急诊医学科

张鹏飞　首都医科大学附属北京儿童医院影像中心

柳嘉伟　联勤保障部队第九四三医院骨科

姜　钰　解放军总医院第四医学中心骨科医学部

黄婧媛　解放军总医院第四医学中心骨科医学部

编者名单

罗伯特·B.安德森,医学博士,理学士,卡罗来纳州足踝研究所

马蒂厄·阿萨尔,医学博士,日内瓦大学医院FMH骨科和运动创伤外科副主任医师

克里斯托夫·贝克尔,医学博士,汉诺威医学院骨科

W.霍奇斯·戴维斯,医学博士,汉诺威医学院骨科

安德鲁·M.埃伯特,医学博士,文学士,奥斯汀骨科专家

马克·E.伊斯利克,医学博士,杜克大学医学中心,杜克健康中心骨科外科

威廉·E.加勒特,Jr.,医学博士,杜克大学医学中心骨外科教授

克莱德·A.赫尔姆斯,医学博士,杜克大学医学中心放射学系肌肉骨骼放射学主任

贝亚特·汉特曼,医学博士,堪萨斯州,巴塞尔大学骨科诊所副教授

阿尼什·R.卡达基亚,医学博士,慈善医疗中心足踝重建研究所

玛利亚·K.A.卡塞塔,医学博士,杜克大学外科运动医学研究员

马库斯·克努普,医学博士,莱茵河畔骨科诊所高级住院医师

伊恩·L.D.李,医学博士,FRCS(C),卡尔加里大学彼得·洛赫德医院外科临床讲师

L.斯科特·莱文,医学博士,杜克大学医学中心整形和重建外科主任

尼古拉·马富利,医学博士,硕士,博士,FRCS,基尔大学医学院创伤和骨科外科教授

安萨尔·马哈茂德,医学博士,MB ChB,MRCS(Edinburgh),雷顿医院创伤和骨科专家

克劳德·**T.穆尔曼Ⅲ**,医学博士,杜克大学骨科医学中心体育医学副教授、主任

柯蒂斯·莫耶,医学博士,杜克大学医学中心整形外科住院医师

乔治·A.C.默雷尔,医学博士,哲学博士,新南威尔士大学圣乔治医院校区整形外科教授

马克·S.迈尔森,医学博士,慈善医疗中心足踝重建研究所所长

弗洛里安·尼基什,医学博士,犹他大学骨科中心骨科助理教授

詹姆斯·A.努利,医学博士,杜克大学医学中心教授兼骨科主任

贾斯廷·保罗尼,医学学士、理学学士(医学)、哲学博士、医学硕士、医学博士,新南威尔士大学骨科研究所、研究和教育中心体育医生

约翰·S.列,Jr,硕士,博士,耶鲁大学医学院骨科手术与康复系足踝部主任

库什·辛格,医学博士,杜克大学医学中心放射科肌肉骨骼研究员

哈约什·特尔曼,医学博士,哲学博士,海德堡阿托斯临床中心,膝足外科中心

特洛伊·S.沃森,医学博士,沙漠骨科中心足踝研究所所长

约瑟夫·于,医学博士,内华达州骨科和脊柱中心,骨科部

致　谢

感谢我的妻子埃莉斯（Elise），感谢她多年以来对我的陪伴、鼓励和支持。

感谢我的孩子瑞恩（Ryan），斯蒂芬妮（Stephanie），以及杰斐逊（Jefferson），感谢他们给我的生活带来活力和欢乐。

感谢杜克大学的同事、朋友，感谢他们对我多年以来始终如一的支持和学术灵感的激发。

前　言

跟腱疾病是普遍存在的，对不同年龄段的人群都有影响。由于跟腱是人体内最强大的肌腱结构之一，因此跟腱损伤的后果也相对严重。跟腱病变根据其受累部位可分为止点性和非止点性两大类，前者主要累及跟腱止点区域，其病理变化可能涉及骨、肌腱或滑囊等各种组织；后者主要累及跟腱非止点区域，其中一种可能包括比较棘手的退行性跟腱病变。随着人口老龄化的到来，人们参与体育运动的时间越来越长，这些疾病的发病率将继续增加。

我很荣幸能有机会为这本面向全世界的足踝外科医生的书籍撰写前言。很少有一本书能够像这本一样，关于一个专题对目前的理念进行综述。教科书往往在编写完成后几年都没能出版，使得它们在出版时很可能已经过时。本书并非如此，其主要探讨了当下主流的关于跟腱的话题。詹姆斯·A.努利（James Nunley）医生在一年多的时间里就完成了这部作品，从而为读者提供了关于跟腱的最新信息。

努利医生是非常有远见的，他创作了这本非常重要的，以技术为导向的处理跟腱复合体各种状况的著作。他制定了一项管理跟腱问题的全面指南。读者将不仅学习到最新的关于特定跟腱问题的非手术治疗方法，同时也能够接触到最新的手术技术，并与传统治疗做了参考和对比。本书对适应证和禁忌证进行了完整地叙述，同时也加入了近期少侵入性治疗和微创技术的最新进展。

努利医生通过广泛的游学和在足踝外科这一亚专业的持续教育，认识了许多该领域的专家。他邀请了这些国际知名的专家，根据他们丰富的经验来完善本书的内容，其中序章介绍了必要的相关背景知识，包括跟腱的基本解剖、影像学、生理学和病理机械力学等内容，后续章节涵盖了各种类型的跟腱损伤。本书对于受跟腱症状困扰的年轻人和老年患者的急、慢性跟腱损伤都有所叙述。此外，还就跟腱损伤后和术后康复提出了非常有实际意义的操作流程。由于与跟腱复合体的功能恢复密切相关，康复过程尤其强调了运动训练的重要性，并重点说明需尽早进行运动康复。最后，通过病例研究将每一章节串联在一起，并呈现了相关理念在日常医疗实践中的应用。

本书通过高分辨率的照片和插图（包括解剖学、磁共振成像、物理治疗技巧以及手术技术和工具的相关图片和说明）进一步加强了其权威性。努利医生成功地以浅显易懂的方式汇编了这些资料。

考虑到跟腱疾病的复杂性和大量患者受其影响，我认为这本著作非常及时。本书将作为一个有价值的参考，尤其对于每一个管理相关疾病的骨外科医生更是如此。我衷心祝贺努利医生成功地编写了这一极具价值的著作。

2008年2月5日

罗伯特·B.安德森,博士

序　言

多年以来，我一直在参与美国矫形外科医师学会关于跟腱相关问题的一系列教学课程讲座。通过这一系列的讲座，我发现有许多方法可以用于治疗跟腱相关的各种疾病，但是没有相关的文书可以指导外科医生对于不同的状况如何选择合适的治疗方法。因此，我觉得有必要写一本书，不仅要解决与跟腱有关的历来争议，也要对各种新兴观点做出评价。本书的一些作者是在一次国际会议上会面的，期间我们讨论了编著书籍的可能性。当我们讨论一个类似"急性跟腱修复后患者的负重状态"这样简单的话题时，我发现专家们各自持有广泛而不同的意见。本书致力于整合这些观点、意见，以期帮助和指导医学生、患者、康复治疗师和外科医生决定治疗方案。

很多朋友问为什么像"跟腱"这样一个简单的主题需要一本书来讨论，我认为读者会同意，目前大量的关于跟腱损伤和修复的信息需要一本专门的书籍来进行整合编纂。这本书阐述了跟腱的解剖和影像特征，以及急性和慢性损伤的评估，这些内容也见证了近年来跟腱修复和康复技术的诸多改进。本书的最后一部分讨论了慢性跟腱病，这是一个较为宽泛的领域，涵盖了许多退行性损伤和运动损伤。

这本书的各个章节都是由贡献突出而在国际上享有盛誉的专家编写，详细介绍针对每一种病变最常规的外科手术方法，同时对每一个可能仍然存在争议的问题进行了叙述讨论。本书可以帮助医务人员做出急性跟腱断裂的治疗决策，可选治疗方式包括保守治疗、经皮修复、小切口微创和开放手术修复。本书还讨论了上述各种治疗方式的利弊、风险和效果。书中每一章节都以真实患者为例，这也有助于使读者更深入地理解跟腱每一种疾病的各种可能的治疗方式。

我希望本书能够促进针对各种类型跟腱损伤的治疗方式进一步地发展完善，同时为致力于跟腱相关疾病治疗的医务工作者提供相应的指导。

2008年2月7日

詹姆斯·A.努利，博士

目　录

第一部分

简　介

1

跟腱的解剖

弗洛里安·尼基什

　　跟腱是腓肠肌和比目鱼肌两个头的联合腱，这些结构一起通常被称为"gastroc-soleus复合体"，是人类的最大和最强的肌腱，能承受疾跑中12.5倍[1]或是比如跳跃或者骑车等竞技运动时6～8倍自身体重（9 kN）的负荷[2]。由于其大小和功能的需求，跟腱对急性或慢性的损伤都很敏感，并且直接或间接与许多足踝部的病理改变密切相关。要诊断和治疗这些疾病，扎实的跟腱及其周围组织的解剖学知识是至关重要的。

微观结构

　　肌腱的结构是复杂的、复合型的并且可被大致认为是单轴的，由嵌合在基质中的胶原原纤维组成，其基质富含水分和蛋白多糖、所含细胞较少。其中胶原蛋白（主要是 l 型胶原蛋白）占肌腱干重的65%～80%，弹性蛋白约占2%。肌腱的主要细胞是成腱干细胞和肌腱细胞（纤维细胞），而其梭形细胞排列在胶原蛋白束之间并负责合成细胞外基质蛋白。可溶性原胶原蛋白分子交联成不可溶性胶原蛋白分子，随后聚合成为微原纤维，进而聚合形成胶原原纤维。跟腱的胶原原纤维直径为30～150 nm[3]。作为肌腱的基本单元，胶原纤维是由多重胶原原纤维结合而成的（图1-1）。每根胶原纤维都被结缔组织鞘很好地包裹着，这种鞘也就是腱内膜可以让纤维组织滑动，并且为通往深部肌腱的血管、神经及淋巴管提供了通道。此外，腱内膜还可以把纤维集合在一起，形成初级纤维束（subfascicles），然后初级纤维束进一步聚集形成二级纤维束或成簇，接着一组二级纤维束再结合成三级纤维束。这种三级纤维束能在富含蛋白多糖的细胞外基质中进一步合并，使其平均

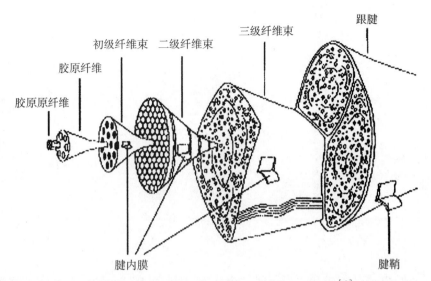

图1-1　从胶原原纤维组成完整跟腱的逐级结构图(来自Kannus[4], with permission from Blackwell Publishing.)

直径达到1 000 ～ 3 000 μm[4]。

　　肌腱是由一些被腱鞘所包裹的三级束构成的。它的外表面和腱旁组织接触，而它的内表面是腱内膜的延续[1]。

大体解剖学

　　小腿是由四个被深筋膜隔开的肌间隔(前、外、后浅、后深)构成的,其中后侧浅室包括gastroc-soleus复合体及跖肌,由胫神经支配并由胫后动脉和腓动脉的分支营养,它与后侧深室被小腿筋膜的深叶隔开。

腓肠肌

　　腓肠肌穿过膝盖、踝关节和距下关节,因此它在完全伸膝、脚踝背屈同时足跟反向朝前时最大拉伸[5]。腓肠肌主要由快缩肌纤维构成,负责屈膝、跖屈踝关节、反转距下关节。腓肠肌是下肢位置最表浅的肌肉并且负责小腿的塑形。它的两个头通过强而平的肌腱牢固地连接在股骨较后位置,邻近股骨髁部位并且在肌腹的后面移形扩展为短的腱膜[6]。

　　此外,它的两个头也附着于腘斜韧带之上的膝关节囊,其内侧头,即较大的头的起源略高于外侧头,并且向远端延伸更远(图1-2),且在内侧头的深部通常有与膝关节相通的黏液囊。10% ～ 30%的人群中,在靠近

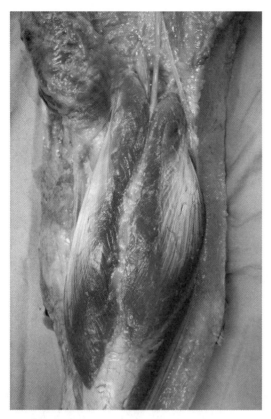

图1-2　腓肠肌和腘窝的后面观,腓总神经从腓肠肌外侧头的外侧穿过,而胫神经与血管束则从内外侧头中间走行

腓肠肌外侧头肌腱处存在一块籽骨(腓肠豆),并通常与股骨外侧髁直接相连。

当腓肠豆存在时,它通常是双侧都有,并在膝关节囊的后外侧角为豆腓韧带提供附着点。两个头的肌纤维均倾斜走行,以一定角度附着于小腿中线中缝上,并在远端肌肉表面进一步移形扩展为腱膜,腱膜逐渐缩窄并且与比目鱼肌的肌腱联合组成跟腱。腓肠肌由第一、第二骶神经根通过胫神经支配。

比目鱼肌

比目鱼肌是主要由慢缩纤维构成的姿势肌,它使身体保持直立姿势,并在重心落在膝关节前面时收缩从而防止在行走过程中向前摔倒。比目鱼肌是小腿最强大的肌肉,也是踝关节跖屈最主要的肌肉[7]。比目鱼肌起点为腓骨头的后面,腓骨后表面近的25%和胫骨后中边界的中1/3处。有些肌纤维起源于胫腓骨起点之间的腱弧。比目鱼肌是翼状肌肉,它比腓肠肌更宽并由前后腱膜构成,中间覆盖大量的肌纤维(图1-3),它的肌肉结构是非均匀的,其肌纤维长度为16～45 mm[8],其肌纤维比腓肠肌延伸更远,并嵌入它正好位于腓肠肌腱膜前面的后腱膜中,其两叶腱膜在一定的距离内平行走行,在小腿末端接合,之后与腓肠肌的肌腱共同构成跟腱[7]。在组成跟腱时来自比目鱼肌的纤维通常比腓肠肌要多。腓肠肌由第一、第二骶神经根通过胫神经支配。

人们在19世纪认识到副比目鱼肌的存在,一开始认为副比目鱼肌比较罕见,但后来随着磁共振成像(MRI)进入临床应用,它被越来越多地发现[9],据报道副比目鱼肌的发生率为0.7%～6%[10-12],它的出现可能是由于比目鱼肌的原基在发育过程中发生了分裂,可能为单叶或者双叶[13]。它的起源通常靠近胫骨末端的后面,也有较少一部分起源于正常比目鱼肌或其

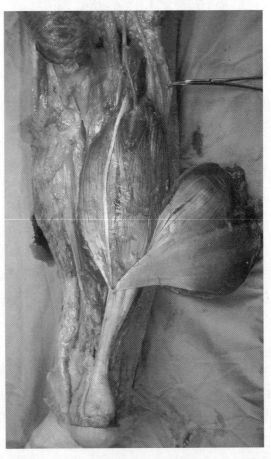

图1-3 比目鱼肌的后面观,腓肠肌从其起点处离断并移向外侧,暴露出跖肌和跟腱

他屈肌腱的深筋膜上[10,12]。副比目鱼肌通常通过单独的肌腱嵌入跟骨,其附着点位于跟腱附着点的前内侧,其他的附着点包括跟腱、跟骨上方以及跟骨侧面[11]。这块异常的肌肉通常被它自己筋膜包裹并且通过胫后动脉的分支形成自身的血供。副比目鱼肌的存在有其临床意义,它可能是踝关节后侧中部疼痛的原因,可能和局部的骨筋膜室综合征有关[11]。

跖肌

跖肌的起点位于股骨外侧髁、膝关节囊后外侧的腘斜韧带处,它有块小的长 7 ～ 10 cm 的梭形肌腹。较薄的跖肌腱倾斜地走行于腓肠肌和比目鱼肌之间,然后与跟腱的中间部分平行走行(图1-3),通常嵌入跟骨结节的后中部位[14]。偶尔跖肌腱会融入锯齿状的韧带或者小腿的筋膜中,跖肌在个体中的缺如率为 6% ～ 8%。

跟腱

跟腱起于小腿中段,由腓肠肌和比目鱼肌的肌腱在 "gastroc-soleus 连接" 处汇合形成(图1-3和图1-4),联合腱的长度为 10 ～ 15 cm,其中腓肠肌肌腱部分长度为 11 ～ 26 cm,比目鱼肌肌腱部分长度为 3 ～ 11 cm。通过超声及MRI测量267名不同年龄段的健康人得出,跟腱的厚度(平均值 ± 标准差)如下:10岁以下的儿童为 (4.6 ± 0.8) mm, 10 ～ 17 岁为 (6.1 ± 0.8) mm, 18 ～ 30 岁为 (6.3 ± 0.5) mm, 30岁以上为 (6.9 ± 1.0) mm[15]。从腓肠肌最末端的肌纤维到 gastroc-soleus 连接的距离为 2 ～ 8 cm[16]。

比目鱼肌的肌纤维可能附着于跟腱的前表面到接近跟腱附着点之间的任何部位。腓肠肌和比目鱼肌的肌纤维在跟腱中的比例是变化的,根据卡明斯(Cummins)及其同事[14]通过对100例解剖标本的研究表明,大部分个体中比目鱼肌的肌纤维占更多的比例。在 gastroc-soleus 连接处跟腱宽而平,由于它在小腿远端走行,其横截面逐渐变为卵圆形,而在距其附着点约 4 cm 附近又会变得相对宽一些[14]。在其走行下降的过程中,跟腱的纤维在其内部旋转形成一定的角度(大约90°)[17],因此,最初位于后面的比目鱼肌的纤维主要嵌入跟腱的中间,而来自腓肠肌的纤维(最初位于前面)则嵌入侧面。跟腱旋转的角度取决于腓肠肌和比目鱼肌融合的位置,在越靠近远端的位置融合则旋转的角度越大,这种旋转使得跟腱可以伸长和弹性回缩,并可以在行走时于适当的时间释放贮存的能量[18,19],这些能量可以提供比腓肠肌和比目鱼肌单独收缩更快的收缩速率及更强大的瞬

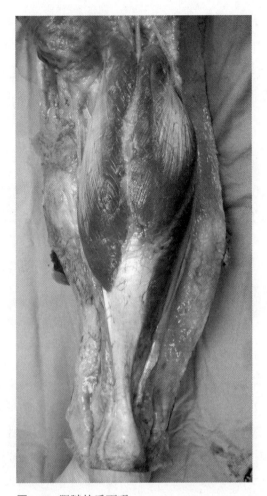

图1-4　跟腱的后面观

间爆发力[18,19]。跟腱纤维旋转在距其附着点2～5 cm处达到最大并在此处产生最大的压力,这或许可以解释此处血供的欠缺及对退变和损伤的敏感性。

　　跟腱附着于跟骨结节后表面的中1/3处,从靠近跟骨最上缘远端约1 cm处开始(图1-5)[20]。其附着点区域平均长约19.8 mm,近端宽约24 mm,远端宽约31 mm[20,21],并且通常附着于内侧的部分相对更长[20]。在更远端的部位跟腱纤维转化为跟骨的骨膜。新生儿有一层连续且厚的胶原纤维用于连接跟腱及跖肌腱膜,然而,随着年龄的增长这些纤维的数量逐渐减少直至最终完全消失[22]。

　　跟腱的附着点显现了典型的纤维软骨性附着点结构,因此该部位组织通常呈现出4个区域:致密的纤维结缔组织,未钙化的纤维软骨,钙化的纤

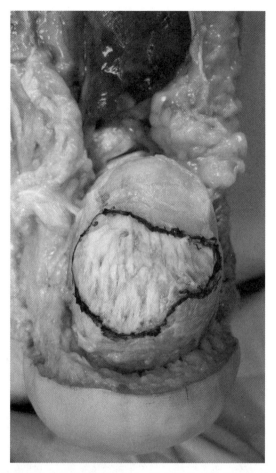

图1-5　跟骨结节后方的跟腱附着点，注意附着部位位于跟骨结节内侧和中央位置较宽的区域

维软骨，以及骨组织（图1-6）[23,24]。在肌肉与肌腱的交界处未钙化的组织以及钙化的纤维软骨被称为纤维软骨性附着点，它避免了腱纤维在坚硬组织交界处的弯折，因而可以保护这些纤维[25]。

　　在跟腱附着点的正前方，即跟骨的后表面与跟腱的中间是跟腱囊，它整体呈楔形而在横截面上为马蹄形，两臂分别在跟腱的内外侧延伸（图1-7）。它主要由滑液组成，因此在踝关节跖屈和背屈时可以改变形状，进而使得肌腱与骨头之间的活动更为灵活[26]。滑液囊的后壁则为跟腱前表面的籽骨纤维软骨[27]。这部分纤维软骨在跟骨的后上方与相应的骨膜纤维软骨（滑液囊的前壁）相连，并使跟腱在足背屈时承受压缩负荷。该起止点及骨膜纤维软骨可以看作为跟腱提供有效力矩臂[28]及在跟骨活动中发挥机械效益的一组滑轮（图1-8）。

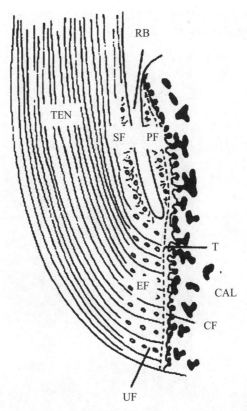

图1-6 跟腱（TEN）位于跟骨（CAL）的附着部位结构示意图。注意在附着点的3种纤维软骨：位于骨-腱连接处的起止点纤维软骨（EF），邻近的位于跟腱深部的籽骨纤维软骨（SF），以及在跟骨对面的骨膜纤维软骨（PF）。SF和PF被跟后滑囊（RF）隔开，但在脚踝运动时被压缩贴合在一起。EF有一部分为未钙化纤维软骨（UF），该区域与钙化纤维软骨（CF）被一条称之为涨潮痕（T）的分割线隔开（来自Waggett et al.[24]，with permission from Elsevier.）

　　跟腱和胫骨后缘之间的空间被称为Kager三角，被一团称为Kager脂肪垫的脂肪组织填充，该脂肪垫分为3个独立的部分：表面的与跟腱相连的部分，深部与姆长屈肌相连的部分，以及在跖屈时运动到囊内的跟腱囊楔形部分[29]。其机械效用包括减少跟腱与骨之间的摩擦，防止跟腱在负荷时纽结，充当可变形的空间填充物从而防止跖屈时跟腱囊负压的累积，保护跟腱的血供[23,29]。由于包含很多感觉神经末梢，因此它在本体感知方面可能也发挥着作用[30]。

　　跟腱没有真正意义上可分泌滑液的腱鞘的肌腱，它全长都被一层薄的疏松结缔组织滑膜组成的腱旁组织包裹，使跟腱在其周围组织的包裹内自如活动，并且，尽管不如真正的腱鞘有效，但它仍能大大减低跟腱的滑动阻力（图1-9）[31]。在腱旁组织下面，整条跟腱都被一层精细、光滑的称为"腱

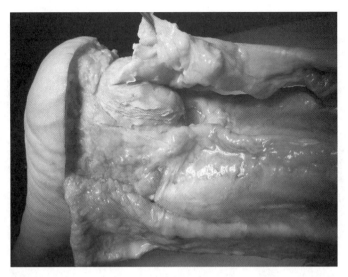

图1-7　跟腱附着点的外侧观。跟腱从跟骨部分剥离暴露出跟后滑囊

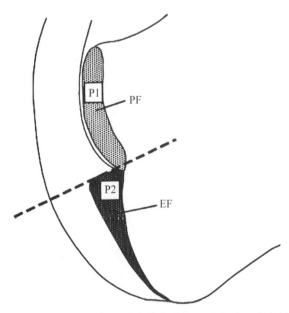

图1-8　PF和EF组成相互联系的在跟腱附着点增加跟腱力臂两个滑轮（P1和P2）的示意图。覆盖跟骨上结节的PF通过改变其胶原纤维的方向充当分割线之上的滑轮（P1），而EF则在附着点充当分割线以下的滑轮（P2）（来自Milz et al.,[28] with permission from Blackwell Publishing）

鞘"的结缔组织鞘包裹，它的外表面与腱旁组织接触，内表面则与腱内膜相接续，腱内膜将胶原纤维和纤维束约束在一起，并为跟腱提供神经、血管及淋巴管通道[1]。

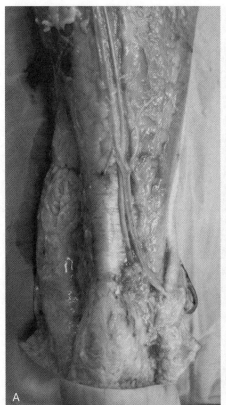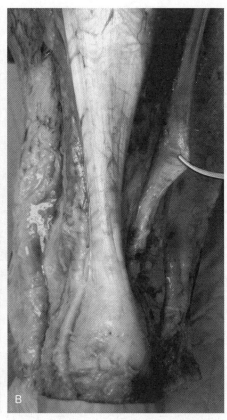

图1-9 （A）跟腱周围软组织的后面观。注意腓肠神经和小隐静脉穿过跟腱外侧缘的走行。（B）腱旁组织剥离后暴露跟腱

跟腱的血供

跟腱的血供主要有3个来源：肌-腱连接处与骨-腱连接处固有血管系统，以及跟腱腱旁组织[1]。在肌-腱连接处，来源于肌腹的血管走行至腱内膜并负责跟腱接近1/3的血供，这个比例相对于肌束膜的血管在肌腱中的比例来说是不高的[32-34]。跟腱的主要血供来源于位于跟腱前表面的腱旁组织中胫后动脉的分支，这些血管通过一系列的横向连接到达跟腱，沿着腱内膜进入到腱实质，随后与跟腱的长轴平行走行[35]。跟腱近端有胫后动脉的回返支提供额外的血供，而其远端由胫后动脉、腓动脉及外侧跗动脉构成的跟骨动脉网负责主要血供[36-41]。跟腱各个部位的血供是不平均的，尽管有不同的报道，但关于该问题大多数作者都认为跟腱中段的血供是最少的，其血供最差的部位在距跟腱附着点2～6 cm（表1-1），该处血供相对较少的区域也是跟腱最常断裂的部位，大家认为血供的欠缺可能

表1-1　关于跟腱血管分布区域研究的总结

	运 用 技 术	血管密集区	血管匮乏区
Ahmed et al.	组织学血管密度定量研究	附着点	中段和起点
Astrom	定性激光多普勒血流仪研究	中段和起点	附着点
Astrom and Westlin	定量激光多普勒血流仪研究	中段和起点	附着点
Carr and Norris	定性血管造影研究（直径>20 μm血管）	附着点	中段
Lagergren and Lindholm	定量血管造影研究	起点和附着点	中段
Langberg et al.	放射性同位素跟踪的肌腱血流量定量研究	中段	附着点
Schmidt-Rohlfing et al.	环氧树脂注射突出显示血管定性研究	中段	附着点
Silvestri et al.	能量多普勒超声定性研究	无血流记录	无血流记录
Stein et al.	血管容量定量研究	起点	中段
Zantop et al.	免疫组化血管密度定量研究	起点	中段

来自 Theobald et al.,[36] with permission from Elsevier.

直接导致跟腱抗牵拉强度的降低[42,43]或通过退行性变间接使跟腱的强度变弱[34,44]。

跟腱的神经支配

跟腱是由来源于与其相连的肌肉的神经以及皮神经的分支支配的[45]，特别是腓肠神经的分支支配的[45]。腓肠神经是纯感觉神经，由发自胫神经的腓肠内侧皮神经及腓总神经发出的腓肠外侧皮神经汇合而成，它在腓肠肌两个头之间向远端下行并且其走行有高度的变异性，在gastroc-soleus连接处腓肠神经可以在距腓肠肌肌腱内缘外侧约46 mm（波动于27～66 mm）处[46]，或者位于其外缘内侧约12 mm（波动于7～17 mm）处[47]。在这个平面腓肠神经可能在腓肠肌筋膜的表面或深部[46]。由于腓肠神经在腓肠肌肌腱中的直接应用接近10%[46]，因此在行腓肠肌回缩术（Strayer术）时腓肠神经损伤的风险尤其较高。腓肠神经在距跟腱附着点近端平均9.83 cm（波动于6.5～16 cm）处穿过跟腱的外侧缘[48]之后在前面朝向足外侧缘走行（图1-9A）。一些发自纵向丛的腓肠神经的小分支通过腱内膜进入跟腱，还有一些从腱旁组织通过腱鞘到达跟腱的表面或深部（图1-9B）[49]。像跟腱这样较大的肌腱其神经及神经末梢的数量相对较少，并且许多神经纤维终止于肌腱表面或者腱旁组织，不过虽然如此，跟腱包含大量与痛觉及其他神经递质反应相关的感受器[1,30]。

参考文献

[1] Paavola M, Kannus P, Jarvinen TA, et al. Achilles tendinopathy. J Bone Joint Surg [Am], 2002, 84A: 2062−2076.

[2] Soma CA, Mandelbaum BR. Achilles tendon disorders. Clin Sports Med, 1994, 13: 811−823.

[3] Magnusson SP, Qvortrup K, Larsen JO, et al. Collagen fibril size and crimp morphology in ruptured and intact Achilles tendons. Matrix Biol, 2002, 21: 369−377.

[4] Kannus P. Structure of the tendon connective tissue. Scand J Med Sci Sports, 2000, 10: 312−320.

[5] DiGiovanni CW, Kuo R, Tejwani N, et al. Isolated gastrocnemius tightness. J Bone Joint Surg [Am], 2002, 84A: 962−970.

[6] Duncan W, Dahm DL. Clinical anatomy of the fabella. Clin Anat, 2003, 16: 448−449.

[7] Kvist M. Achilles tendon injuries in athletes. Sports Med, 1994, 18: 173−201.

[8] Agur AM, Ng-Thow-Hing V, Ball KA, et al. Documentation and three-dimensional modeling of human soleus muscle architecture. Clin Anat, 2003, 16: 285−293.

[9] Apple JS MS, Khoury MB, Nunley JA. Case report 376. Skeletal Radiol, 1986, 15: 398−400.

[10] Agur AM, McKee N, Leekam R. Accessory soleus muscle, American Association of Clinical Anatomists Meeting, Honolulu, Hawaii, 1997.

[11] Brodie JT, Dormans JP, Gregg JR, et al. Accessory soleus muscle. A report of 4 cases and review of literature. Clin Orthop Rel Res, 1997, 180−186.

[12] Palaniappan M, Rajesh A, Rickett A, et al. Accessory soleus muscle: a case report and review of the literature. Pediatr Radiol, 1999, 29: 610−612.

[13] Gordon SL, Matheson D. The accessory soleus. Clin Orthop Rel Res, 1973, 97: 129−137.

[14] Cummins EJA, Anderson BJ, Carr BW, Wright RR. The structure of the calcaneal tendon (of Achilles) in relation to orthopaedic surgery. With additional observations on the plantaris muscle. Surg Gynecol Obstet, 1946, 83: 107−116.

[15] Koivunen-Niemela T, Parkkola K. Anatomy of the Achilles tendon (tendo calcaneus) with respect to tendon thickness measurements. Surg Radiol Anat, 1995, 17: 263−268.

[16] Carl T BSL. Cadaveric assessment of the gastrocnemius aponeurosis to assist in the pre-operative planning for two-portal endoscopic gastrocnemius recession (EGR). Foot, 2005, 15: 137−140.

[17] Sarrafian S. Anatomy of the Foot and Ankle. Philadelphia: JB Lippincott, 1993.

[18] Alexander RM, Bennet-Clark HC. Storage of elastic strain energy in muscle and other tissues. Nature, 1977, 265: 114−117.

[19] Maffulli N. Rupture of the Achilles tendon. J Bone Joint Surg [Am], 1999, 81: 1019−1036.

[20] Chao W, Deland JT, Bates JE, et al. Achilles tendon insertion: an in vitro anatomic study. Foot Ankle Int, 1997, 18: 81−84.

[21] Kolodziej P, Glisson RR, Nunley JA. Risk of avulsion of the Achilles tendon after partial excision for treatment of insertional tendonitis and Haglund's deformity: a biomechanical study. Foot Ankle Int, 1999, 20: 433−437.

[22] Snow SW, Bohne WH, DiCarlo E, et al. Anatomy of the Achilles tendon and plantar fascia in relation to the calcaneus in various age groups. Foot Ankle Int, 1995, 16: 418−421.

[23] Benjamin M, Toumi H, Ralphs JR, et al. Where tendons and ligaments meet bone:

attachment sites ('entheses') in relation to exercise and/or mechanical load. J Anat, 2006, 208: 471-490.

[24] Waggett AD, Ralphs JR, Kwan AP, et al. Characterization of collagens and proteoglycans at the insertion of the human Achilles tendon. Matrix Biol, 1998, 16: 457-470.

[25] Benjamin M, Ralphs JR. Fibrocartilage in tendons and ligaments—an adaptation to compressive load. J Anat, 1998, 193(pt 4): 481-494.

[26] Canoso JJ, Liu N, Traill MR, et al. Physiology of the retrocalcaneal bursa. Ann Rheum Dis, 1988, 47: 910-912.

[27] Rufai A, Ralphs JR, Benjamin M. Structure and histopathology of the insertional region of the human Achilles tendon. J Orthop Res, 1995, 13: 585-593.

[28] Milz S, Rufai A, Buettner A, et al. Three-dimensional reconstructions of the Achilles tendon insertion in man. J Anat, 2002, 200: 145-152.

[29] Theobald P, Bydder G, Dent C, et al. The functional anatomy of Kager's fat pad in relation to retrocalcaneal problems and other hindfoot disorders. J Anat, 2006, 208: 91-97.

[30] Bjur D, Alfredson H, Forsgren S. The innervation pattern of the human Achilles tendon: studies of the normal and tendinosis tendon with markers for general and sensory innervation. Cell Tissue Res, 2005, 320: 201-206.

[31] Momose T AP, Zobitz ME, Zhao C, et al. Effect of paratenon and repetitive motion on the gliding resistance of tendon of extrasynovial origin. Clin Anat, 2002, 15: 199-205.

[32] Kvist M, Hurme T, Kannus P, et al. Vascular density at the myotendinous junction of the rat gastrocnemius muscle after immobilization and remobilization. Am J Sports Med, 1995, 23: 359-364.

[33] Ahmed IM, Lagopoulos M, McConnell P, et al. Blood supply of the Achilles tendon. J Orthop Res, 1998, 16: 591-596.

[34] Langberg H, Bulow J, Kjaer M. Blood flow in the peritendinous space of the human Achilles tendon during exercise. Acta Physiol Scand, 1998, 163: 149-153.

[35] Sanz-Hospital FJ, Martin CM, Escalera J, et al. Achilleo-calcaneal vascular network. Foot Ankle Int, 1997, 18: 506-509.

[36] Theobald P, Benjamin M, Nokes L, et al. Review of the vascularisation of the human Achilles tendon. Injury, 2005, 36: 1267-1272.

[37] Astrom M, Westlin N. Blood flow in the human Achilles tendon assessed by laser Doppler flowmetry. J Orthop Res, 1994, 12: 246-252.

[38] Astrom M. Laser Doppler flowmetry in the assessment of tendon blood flow. Scand J Med Sci Sports, 2000, 10: 365-367.

[39] Carr AJ, Norris SH. The blood supply of the calcaneal tendon. J Bone Joint Surg Br, 1989, 71: 100-101.

[40] Silvestri E, Biggi E, Molfetta L, et al. Power Doppler analysis of tendon vascularization. Int J Tissue React, 2003, 25: 149-158.

[41] Stein V, Laprell H, Tinnemeyer S, et al. Quantitative assessment of intravascular volume of the human Achilles tendon. Acta Orthop Scand, 2000, 71: 60-63.

[42] Lagergren C, Lindholm A. Vascular distribution in the Achilles tendon; an angiographic and microangiographic study. Acta Chir Scand, 1959, 116: 491-495.

[43] Schmidt-Rohlfing B, Graf J, Schneider U, et al. The blood supply of the Achilles tendon. Int Orthop, 1992, 16: 29-31.

[44] Zantop T, Tillmann B, Petersen W. Quantitative assessment of blood vessels of the human Achilles tendon: an immunohistochemical cadaver study. Arch Orthop Trauma Surg, 2003, 123: 501-504.

[45] Stilwell DL Jr. The innervation of tendons and aponeuroses. Am J Anat, 1957, 100: 289–317.

[46] Pinney SJ, Sangeorzan BJ, Hansen ST Jr. Surgical anatomy of the gastrocnemius recession (Strayer procedure). Foot Ankle Int, 2004, 25: 247–250.

[47] Tashjian RZ, Appel AJ, Banerjee R, et al. Anatomic study of the gastrocnemius-soleus junction and its relationship to the sural nerve. Foot Ankle Int, 2003, 24: 473–476.

[48] Webb J, Moorjani N, Radford M. Anatomy of the sural nerve and its relation to the Achilles tendon. Foot Ankle Int, 2000, 21: 475–477.

[49] Josza G, Kannus P. Human Tendons: Anatomy, Physiology, and Pathology Human Kinetics, 1997, Leeds, UK.

2

跟腱的超声检查

约翰·S.列, Jr.和詹姆斯·A.努利

不断有证据表明, 在临床以及手术中使用超声成像有助于跟腱病变患者的诊断和治疗。尽管这项技术一直因为受操作者水平的影响较大且入门较难而受到质疑, 但是根据我们的经验, 超声检查可以显示出相对直观的影像形态。只有外科医生才能很好地运用这项技术, 因为他们对解剖学有着深入的掌握, 而这正是判读超声图像最基本的要求。超声检查能够在诊室和手术室提供实时的动态成像, 这使我们的患者直接受益。超声图像可以协助临床医师诊断确切的病情进展, 包括症状的位置, 并发症的评估, 治疗的反馈, 以及对跟腱病的治疗方案的评估和术中评估。

跟腱是身体中最大的浅表肌腱, 它的位置非常便于进行超声检查。用 5 ～ 10 Hz 的高频线性换能器就可以直观地看到跟腱的形态。

在详细询问病史以及体格检查后, 患者取俯卧位并露出下肢(图2-1)。和所有的肌腱一样, 跟腱应该从横纵两个正交的平面内进行成像。纵向和横向的影像范围应该涵盖肌-腱连接处到远端位于跟骨的附着点。

为了得到清晰且具有重现性的检查结果, 需要直接从处于中立位时疼痛区或者足部压痛处开始成像。一般来说, 纵向成像先于横断成像。由于超声成像是动态的, 检查的影像片段会保存在患者的电子记录里。在对病变区域进行静态检查之后, 医生握住患者的足部进行被动的背屈和跖屈, 而后检查关节主动范围活动时出现症状的区域。这样就完成了从跟腱最远端的附着点到近端肌-腱连接处的全面检查。检查部位也会依据患者的临床表现延伸到腓肠肌和比目鱼肌。

如图2-2, 正常的跟腱会在纤维亚显微结构集合处出现回声(明亮部分)。在动态成像中, 包裹跟腱的表现为稀疏回声的腱旁组织与跟腱明显地区分开

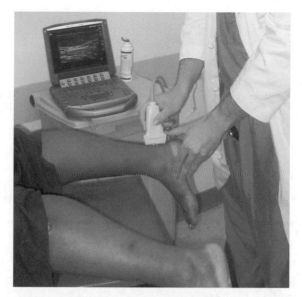

图2-1　患者在跟腱超声检查时的标准体位

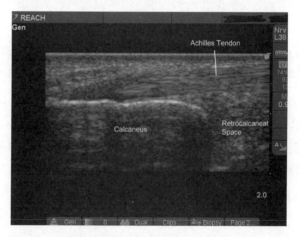

图2-2　正常跟腱的纵向成像

来。腓肠神经和伴随的小隐静脉沿跟腱全长由近及远、从内到外走行。跖肌腱沿跟腱远端的内侧走行,而在跟腱深部则为蹈长屈肌的双羽状肌腹。

　　大多数情况下,跟腱疾病都能够根据实时二维影像做出诊断,急性跟腱断裂可以根据被低回声的血肿隔开的断裂胶原纤维影像明确诊断(图2-3),慢性断裂表现为跟腱信号变弱以及低回声的脂肪疝入断裂处(图2-4),止点性跟腱病的肌腱钙化和特殊的肌腱病变的超声影像与其体格检查很容易联系起来(图2-5),在止点性跟腱病中,检查者可以使用换能器一边触诊一边成像。需要强调的是,所有的诊断结果都需要由横纵两个平面影像来验证。

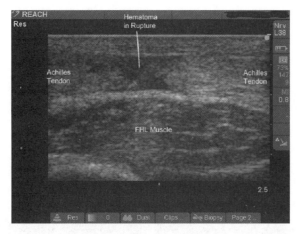

图2-3 急性（24 h内）跟腱完全断裂纵向成像 FHL：拇长屈肌

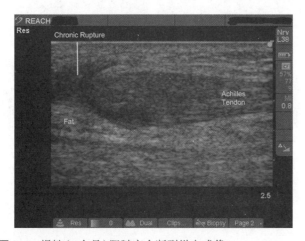

图2-4 慢性（3个月）跟腱完全断裂纵向成像

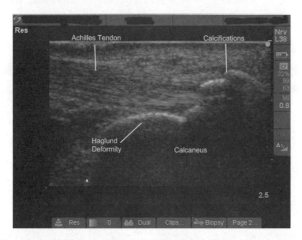

图2-5 跟腱附着点病变。注意跟腱病变肿大表现，Haglund 综合征和附着点钙化

其他诊断技术

其他诊断技术用以提高诊断跟腱病变的准确性。

跟腱的绝对大小

一些研究表明,腱的厚度与肌腱病变有关[1]。肌腱的厚度测量应该直接在横断面上进行,医学界普遍认为跟腱的前后径不应该超过6 mm[2,3],如果超过6 mm则可以诊断为跟腱炎性改变(图2-6)。

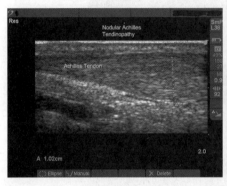
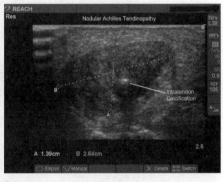

图2-6　结节性跟腱病变的纵向(A)和横向(B)影像。注意病变肌腱的梭形增生(分别为1.02 cm; 2.64 cm×1.39 cm)

彩色/能量多普勒

这项技术理论上可以显示出充血,血管增生和静脉曲张。它能够跟踪血细胞的活动,使检查者快速辨识出低回声区是血管还是液性囊肿。一些研究已经验证了在评估肌腱炎时多普勒超声的用处,尽管已经提出了"阈值"[2,4],但我们发现对对侧正常跟腱的检查为跟腱炎的诊断提供了最好的对照。在这项比对技术中,患侧的增强信号在健侧同一位置表现为低信号,对持续高信号的患侧进行复查,同时保持健侧对比,使得血流量增加的表现很容易识别(图2-7)。尽管跟腱病变通常为非炎症性肌腱变性,但我们发现彩超在确定适用原位N_2O疗法的结节性跟腱病患者时非常有用[4-8]。

跟腱周围结构

超声可以极好地显示出跟腱囊。因为跟腱囊正常情况下几乎不含液体,位于跟骨的跟腱附着点的纵向成像在跟后滑囊处应该只有高回声的脂

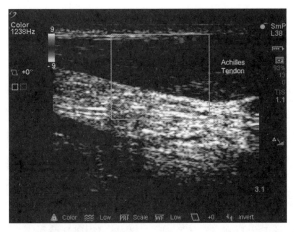

图2-7 跟腱变性使用经皮下N_2O治疗3个月的多普勒超声图像。注意腱鞘周组织增加的血流。肌腱炎的表现与之相似

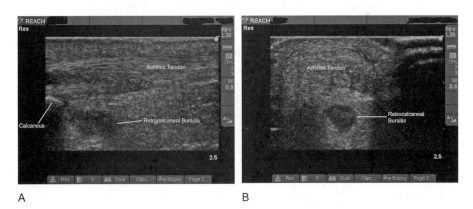

A   B

图2-8 跟后滑囊炎的纵向(A)和横向(B)影像。跟腱病变的诊断和治疗

肪信号。早期的研究表明,在任何方向的成像中,跟腱囊膨胀同时低回声的液体超过3 mm均为异常,且符合滑囊炎表现[9]。根据工作经验,疼痛和应用换能器触诊之间的临床联系,连同增加的液体信号(低回声)与跟腱囊炎的诊断高度吻合并且可以引导进行注射治疗[10]。使用彩色/能量多普勒成像也可能会显示滑囊炎时的血管增生。

跟腱的梭形增生、低回声组织影以及高回声的纤维结构的中断是跟腱病变(跟腱变性,跟腱炎)的诊断要点,超声影像可以定位经皮N_2O治疗时的皮肤区域,也可在术前和术中确定需外科处理的跟腱病变组织的范围。

跟腱断裂

跟腱撕裂表现为正常高回声腱纤维之间离散的无回声区。在横向成像

上，局部撕裂表现在横截面上的一小部分，而断裂则表现为完全的不连续性（图2-3和图2-4），主动被动跖屈时的动态影像提供实时的Thomson征，在这个过程中跟腱断端之间的距离增大或减小。在适当的病例中可以直观地看到跟骨骨折。应该指出的是，超声检查尤其擅长对儿童生长面和生长性骨骺骨折进行成像。之前的研究已经验证了在判断外科手术治疗或者保守治疗急性跟腱断裂的时候时机时，超声作为一种可选工具的实用性。动态超声检查可能为患者选择手术或者保守治疗提供更好的判断依据。

操作规程

在诊室或者手术环境下，可以进行微创的超声引导介入。和任何新的外科技术应用一样，我们建议在解剖室进行练习以帮助熟悉和操作。超声导电膏的出现会使我们的患者承担一些潜在的风险，因此必须保持无菌状态。依据操作流程，我们发现使用消毒后的换能器罩和耦合凝胶可以有效地保持无菌环境，在严格的无菌术下，有菌的凝胶和换能器与术区会被隔离开。

故障排除

肌腱具有各向异性（超声束的方向角度不同时它们的影像也是不同的）。如果换能器工作时没有以适当的垂直方向对齐肌腱，就会得到类似病变的假性低回声区图像（表2-1）。

表 2-1　超声检查的优劣[10, 12]

优势

- 无痛、无创
- 廉价、运用相对简单
- 无电离辐射
- 提供实时影像，使得超声作为一种绝佳的微创操作，例如局部注射糖皮质激素，穿刺活检，关节或者其他部位积液穿刺引流的引导工具
- 不受心脏起搏器、磁性内置物或者身体中金属碎片的影响
- 小的探头和机器为幽闭恐惧症患者在MRI之外提供了另外的上佳选择
- 在观察跟腱结构时优于MRI：一些研究表明在呈现跟腱结构方面超声检查优于MRI
- 骨科医生可以完成超声检查，因此能够真正准确定位病变部位

劣势

- 标准化的超声诊断可能存在未知的不良反应
- 在使用未消毒的超声导电膏进行操作时要注意无菌术

参考文献

[1] Richards PJ, Dheerak, McCall IM. Achilles tendon size and power Doppler ultrasound changes compared to MRI: a preliminary observational study. Clin Radiol, 2001, 56(10): 843−850.

[2] Richards PJ, Win T, Jones PW. The distribution of microvascular response in Achilles tendonopathy assessed by colour and power Doppler. Skeletal Radiol, 2005, 34(6): 336−342.

[3] Bjordal JM, Lopes-Martins RA, Iversen VV. A randomised, placebo controlled trial of low level laser therapy for activated Achilles tendinitis with microdialysis measurement of peritendinous prostaglandin E2 concentrations. Br J Sports Med, 2006, 40(1): 76−80.

[4] Knobloch K, Kraemer R, Lichtenberg A, et al. Achilles tendon and paratendon microcirculation in midportion and insertional tendinopathy in athletes. Am J Sports Med, 2006, 34(1): 92−97.

[5] Paoloni JA, Appleyard RC, Nelson J, et al. Topical glyceryl trinitrate treatment of chronic noninsertional Achilles tendinopathy. A randomized, double-blind, placebo-controlled trial. J Bone Joint Surg Am, 2004, 86A(5): 916−922.

[6] Ozgocmen S, Kiris A, Ardicoglu O, et al. Glucocorticoid iontophoresis for Achilles tendon enthesitis in ankylosing spondylitis: significant response documented by power Doppler ultrasound. Rheumatol Int, 2005, 25(2): 158−160.

[7] Murrell GA, Szabo C, Hannafin JA, et al. Modulation of tendon healing by nitric oxide. Inflamm Res, 1997, 46(1): 19−27.

[8] Hunte G, Lloyd-Smith R. Topical glyceryl trinitrate for chronic Achilles tendinopathy. Clin J Sports Med, 2005, 15(2): 116−117.

[9] Ozgocmen S, Kiris A, Kocakoc E, et al. Evaluation of metacarpophalangeal joint synovitis in rheumatoid arthritis by power Doppler technique: relationship between synovial vascularization and periarticular bone mineral density. Joint Bone Spine, 2004, 71(5): 384−388.

[10] Nazarian LN, Rawool NM, Martin CE, et al. Synovial fluid in the hindfoot and ankle: detection of amount and distribution with US. Radiology, 1995, 197(1): 275−278.

[11] Jacobson JA. Musculoskeletal ultrasound and MRI: which do I choose? Semin Musculoskelet Radiol, 2005, 9(2): 135−149.

[12] RadiologyInfo. Radiological Society of North America, Inc. (RSNA), 2007 http://www. radiologyinfo.org/en/info.cfm?pg=musculous8bhcp=1.

3

跟腱的 MRI 检查

库什·辛格和克莱德·A.赫尔姆斯

临床适应证

一些不同临床场景下跟腱的情况需要 MRI 来评估, 进行 MRI 检查的主要原因包括疼痛、创伤、感染或者包块, 也可较少应用于高胆固醇血症的筛查。尽管跟腱断裂的临床诊断比较明确, 但其两个断端之间的间隙仅靠体格检查可能难以确定, 而这个间隙通常决定了跟腱外科修复技术的选择, 当间隙较小, 且为急性损伤时, 可能选择非手术治疗(详见第二部分5); 而当损伤为慢性, 且间隙小于6 cm时, 可选择跟腱延长术, 当间隙大于6 cm时通常选择肌腱转位, 间隙的大小对于外科医生在术前计划选择术式时通常发挥着重要作用, 而此时 MRI 显得尤为重要。

技术

用 MRI 对踝关节成像时应当应用踝关节标准化扫描方案, 而在标准化扫描时会用一些细小的变化从而优化跟腱的成像, 包括能够涵盖跟腱肌-腱联合处的较宽的视野。标准化扫描方案包括 T1 加权(T1W)和一些 T2 加权(T2W)序列相结合的三维成像。通常能够抑制脂肪的快速自旋回波 T2W 影像被用于 T2 加权序列。对比成像则很少用到, 除非怀疑有感染或者包块(为了鉴别实质性与囊性病变)。

正常跟腱

正常跟腱在所有脉冲序列均为低信号, 通常在跟腱中部有一条单独的高信号线,它可能为腓肠肌肌腱和比目鱼肌肌腱相互平行的部位或者代表一条血管沟。

人工信号

跟腱的信号增强可以看作是病理情况,也可能为人为改变,跟腱成像时常见的两种人工信号为插入信号和魔角现象(若某些区域含有大量平行排列的纤维则此区域的信号可以发生假性增高)。

插入信号是指在跟骨上靠近骨质附着点附近来源于腱纤维之间的脂肪组织的轻微增强信号。而魔角现象在 MRI 检查中较为常见,是指一些方向与主磁场的方向成约 55° 夹角的纤维在短回波时间(short echo time, TE)序列呈高信号[1]。短回波时间序列包括 T1 加权,质子密度加权以及梯度回波(gradient echo, GRE)序列,该人工信号可以用脉冲序列通过长回波时间(导致腱内高信号消失)观察跟腱的直径,或者在 MRI 检查时改变下肢体位从而使跟腱与主磁场成不同的角度来和病理情况相鉴别。

跟腱的病理变化

跟腱病变通常发生于跟骨附着点以上约 4 cm 处,但也可能存在于肌腱单位全长的任何部位。撕裂和退化可能发生于肌-腱连接处(近端),此时在矢状面的视野应该足够大以便发现急性期的出血、水肿和慢性病程中的肌萎缩,当撕裂和退化发生于跟腱附着点(远端)时称为止点性跟腱变性/跟腱病。

黏液样变随着老化或者长期劳损发生,并且也被称为跟腱炎或者跟腱病变,尽管它表现为无痛病程,但黏液样变使得肌腱逐渐变弱并能使肌腱从最小的创伤发展为断裂。在 MRI 中,退化的跟腱无论在 TI 加权还是在任何 T2 加权序列(图 3-1 和图 3-2)都表现为实质的高信号,通常术语"退化(跟腱炎或跟腱病变)"在跟腱实质 T2 信号亮度不及液体的亮度时应用,而当其亮度高于液体时则应应用术语"撕裂"。

腱旁组织炎及腱膜炎是用来描述没有腱鞘的肌腱的周围组织炎症的同义词,MRI 检查腱旁软组织呈典型的水肿异常信号(T1 低信号,T2 高信号),该病程与腱鞘的炎症,即腱鞘炎类似。

跟腱部分撕裂表现为腱纤维的不完全中断,当跟腱实质 T2 相比液体更亮时可称为"部分撕裂"(图 3-3),跟腱可能增厚(肥厚)、变薄(萎缩),或者为正常直径。而在直径正常的跟腱中,非正常的 MRI 信号可能为部分断裂的唯一证据。纤细的跟腱比肥厚的跟腱更容易断裂,其部分撕裂通常为纵向或者说垂直的,而非横向的,这导致断开的跟腱尽管仍与肌肉和骨质相连,但完全丧失其功能(类似完全断裂的表现)。跟腱部分断裂时通常表现为所有脉冲序列的高信号,但在慢性部分撕裂时可能由于瘢痕化或纤维化而表现为低信号。

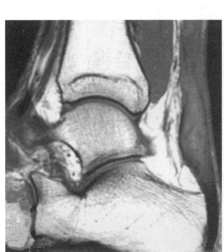
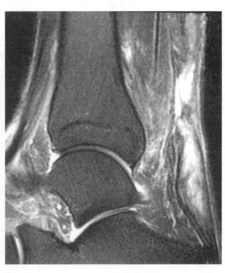

A   B

图3-1 跟腱远端矢状面T1加权(A)和快自旋回波(FSE)T2加权(B)抑脂相呈现异常T1、T2信号,跟腱增厚并且没有提示跟腱撕裂的肌腱纤维中断影像,符合跟腱病变和跟腱变性改变

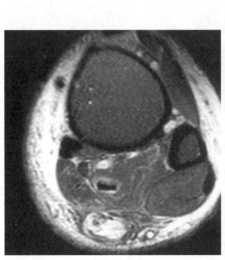
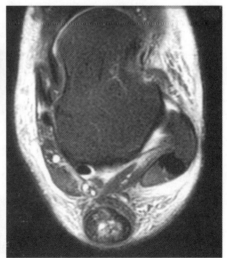

A   B

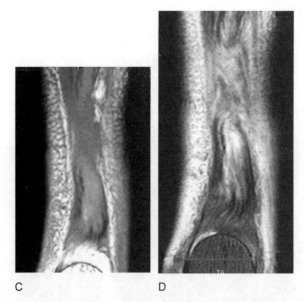

图3-2 （A、B）两幅独立的横断面FSE，T2加权抑脂相以及冠状面T1加权和FSE。（C）T2加权（D）影像，这些影像均为跟腱增厚的T1、T2异常信号，符合跟腱病变和跟腱变性改变

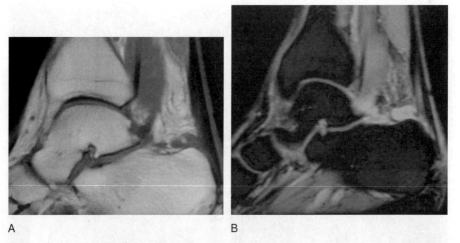

图3-3　跟腱远端前纤维中断时矢状面T1加权（A）和FSE T2加权（B）抑脂相显示异常信号，符合跟腱部分撕裂表现，偶尔也可能为跟腱囊炎的表现

　　完全的（全层）撕裂表明跟腱纤维的完全中断，因而有两个断端，由于是腱纤维的完全断裂，所以在T2相能看到增强信号（比液体更亮）（图3-4），在衡量完全断裂时对于残余跟腱的质量及跟腱回缩长度的评估尤为重要。

　　跟腱完全断裂在临床上通常易于评估和诊断，然而对于这些患者进行影像学检查从而确定断端的距离以及评估跟腱的条件仍有其价值。MRI成像可以在有使踝关节跖屈的石膏固定下进行，这种状态下跟腱断端更为靠近。

　　跟腱有两个独立的滑囊,跟腱囊是位于跟腱与跟骨上结节后方之间的泪滴状结构(图3-5),在没有炎症的情况下,该滑囊通常不含或者只含极少的液体。而皮下囊是后天或偶然形成的位于跟腱皮下脂肪背侧的滑囊,Haglund畸形(或称为"pump bumps")则是皮下囊炎、跟腱囊炎及跟腱远端

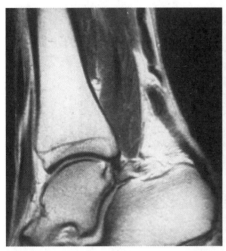

A

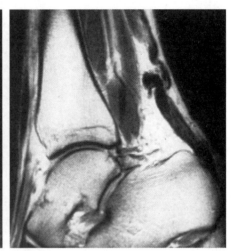

B

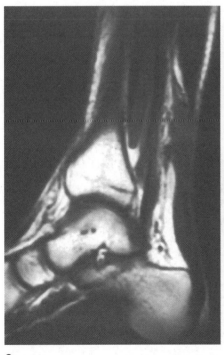

C

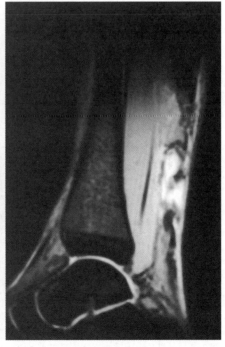

D

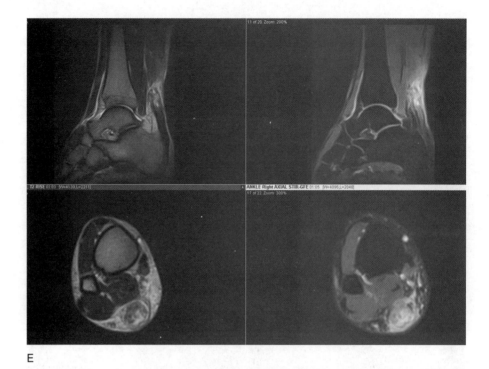

E

图3-4　（A、B）脚踝矢状面T1加权影像显示跟腱远端纤维的完全中断和松弛，符合跟腱完全断裂表现。（C）矢状面T1和FSE T2加权影像显示跟腱远端纤维的完全中断和松弛，符合跟腱完全断裂表现。矢状面（D）和横断面（E）FSE T2加权抑脂相影像以及短反转回复时间成像（STIR）作为T2加权的一种（F），也为跟腱完全断裂的表现

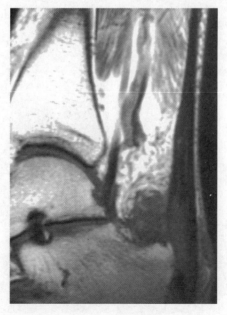

图3-5　跟骨后和跟腱前周围的矢状面T1加权影像显示T1低信号（箭头所示），符合跟腱囊炎表现

肥厚的综合征,该疾病常见于慢性的过度劳损,尤其是常穿不合脚的鞋,因此称为"pump bumps"[2]。

发生于足跟的任何炎症病变,尤其是双足都发生时,我们要经常考虑系统性疾病的可能,这种情况在类风湿关节炎、强直性脊柱炎、Reiter综合征中并非罕见,也可见于其他疾病。事实上,跟腱囊炎在类风湿性关节炎患者中的发生率高达10%[3,4]。

脂肪瘤在Ⅱ型和Ⅲ型高脂血症(高胆固醇血症和高三酰甘油血症)患者中发生,由中信号的富脂泡沫细胞浸润到低信号的腱纤维中引起(图3-6),尤其好发于跟腱和手的伸肌腱,其MRI成像特点与跟腱部分断裂非常相似,包括弥漫性增厚以及含有点状在TI加权和T2加权高信号是脂肪浸润的表现,两者的鉴别要点在于脂肪瘤是双侧的并且有异常的高水平胆固醇,但通常情况下这两者很难鉴别[5]。

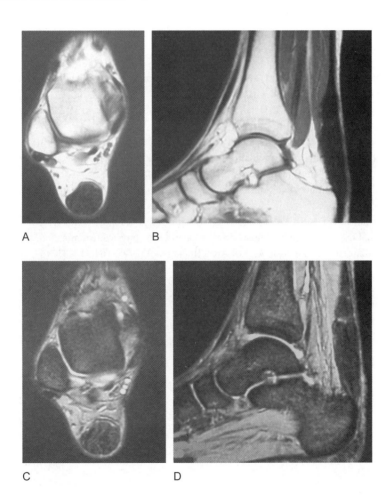

A　B

C　D

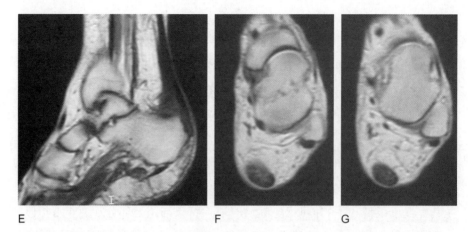

E　　　　　　　　　　　　　F　　　　　　　　　　G

图3-6　跟腱远端横断面（A）和矢状面（B）T1加权和FSE T2加权影像（C、D）显示跟腱增厚和异常信号，可能为跟腱部分撕裂或者脂肪瘤，在家族性高脂血症患者中脂肪瘤的可能性极大。跟腱矢状面（E）和横断面（F、G）T1加权影像呈现斑点状和增厚的跟腱脂肪瘤表现，这些表现如果为由适当的病史询问很容易与跟腱部分撕裂混淆

参考文献

[1] Chandnani VP, Bradley YC. Achilles tendon and miscellaneous tendon lesions. Magn Reson Imaging Clin North Am, 1994, 2(1): 89-96.

[2] Pavlov H, Heneghan MA, Hersh A, et al. The Haglund syndrome: initial and differential diagnosis. Radiology, 1982, 144(1): 83-88.

[3] Gerster JC, Vischer TL, Bennani A, et al. The painful heel. Comparative study in rheumatoid arthritis, ankylosing spondylitis, Reiter's syndrome, and generalized osteoarthrosis. Ann Rheum Dis, 1977, 36(4): 343-348.

[4] Turlik MA. Seronegative arthritis as a cause of heel pain. Clin Podiatr Med Surg, 1990, 7(2): 369-375.

[5] Dussault RG, Kaplan PA, Roederer G. MR imaging of Achilles tendon in patients with familial hyperlipidemia: comparison with plain films, physical examination, and patients with traumatic tendon lesions. AJR Am J Roentgenol, 1995, 164(2): 403-407.

第二部分

急性损伤

腓肠肌内侧头断裂（网球腿）

约瑟夫·于和威廉·E.加勒特, Jr.

1883年，鲍威尔（Powell）[1]首次在《柳叶刀》杂志上报道提出了"网球腿"的概念（即腓肠肌内侧头断裂）。文中记述了一名41岁健康男性在网球运动中准备接球时，突然发生小腿后方的剧痛，继而出现了局部压痛和肿胀，但患者4周后又得以重返球场。1958年，阿内尔（Arner）和林霍尔姆（Lindholm）[2]对5名诊断为网球腿的患者进行了手术探查。结果发现：所有病例的腓肠肌内侧头腱腹交界处都存在横向断裂的情况。

腓肠肌内侧头断裂从青少年到中老年都可发生。米拉尔（Millar）[3]报道中年人发病率最高，平均年龄男性42岁，女性46岁，发病的年龄区间提示这种损伤与发生在肱二头肌长头、肩袖、跟腱或是股直肌附着处的断裂情况应同属于一种自然退变基础上的损伤[4]。因为在同样的运动强度下，年轻网球运动员中几乎从不发生[5]，而最多见于中年男性。

用"网球腿"这个词语来形容这种损伤，显然是因为多数人在打网球时容易发生的损伤。那么，为什么偏偏容易发生在参与网球运动的中年人群中呢？为了便于理解，我们首先必须要了解可能导致腓肠肌牵拉和断裂的因素。平跟的网球鞋使得踝关节容易过度背伸，从而绷紧了腓肠肌远端的跟腱，当击球时人体快速上步，膝关节会突然伸展，此时腓肠肌近端肌腹的张力迅速增加[6]。众所周知，网球是一项剧烈的体育运动，需要运动员快速而有爆发力的移动，这样就会使腓肠肌反复处于上述紧绷的状态，从而增加断裂的风险。在美国，四五十岁这个年龄段的人群通常选择参与如高尔夫、游泳、散步和慢跑等这样一些不需要爆发力的运动，而像足球、篮球和橄榄球这样一些需要爆发力的剧烈运动则鲜有参与，网球却是个例外。

解剖学

由于腓肠肌、股二头肌和股直肌这些肌肉起止点跨越两个关节,解剖上更容易受到过度的拉伸进而产生损伤[7]。腓肠肌断裂容易发生在腓肠肌内侧头插入比目鱼肌腱膜的位置(图4-1)。在伸膝并且踝背伸的体位下,腓肠肌被拉伸至其最大长度,肌肉的张力显著增加[6]。此时当腓肠肌强力收缩,就极易导致瞬间超负荷的肌肉张力,进而发生腱腹交界区的撕裂损伤[8]。

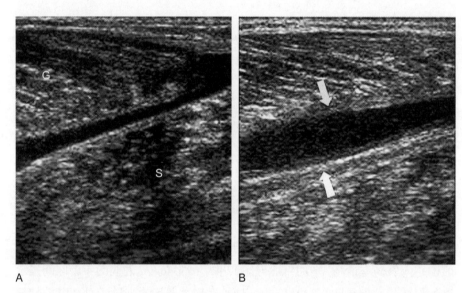

A   B

图4-1 腓肠肌内侧头的完全断裂。A为损伤1天后的纵向超声影像,其显著特征是腓肠肌腱(G)位于比目鱼肌(S)附着点的三角锥形变钝,伴随着平行线样回声影像中断以及跟腱附着点的线状低回声影。B为损伤4周后的超声影像,它显示了腓肠肌内侧头末端与比目鱼肌之间的低回声组织(箭头所指)

这种损伤通常发生在肌肉纤维与肌腱的移行部,多源于间接暴力。正常的肌腱在过度拉伸张力时一般不会撕裂,而单独的肌肉收缩也不足以造成严重的损伤。所以这种交界区损伤必须是在预加的拉伸应力和强烈的肌肉收缩的共同作用下产生的,两者缺一不可[8]。

临床表现

对于腓肠肌断裂的典型描述包括:中年男性,主诉体育运动中,在踝背伸和伸膝体位时,小腿后方中部突然出现的剧烈疼痛,许多患者描述这种感觉就像是被邻近网球场飞来的球击中小腿一样。这种损伤有时也见于很轻微的外伤，例如下马路牙子时[4]。临床上，在发生急性损伤的前一两天，小腿后方的疼痛往往就已经存在[6,11]。弗罗伊姆森（Froimson）[6]就此特别询问了他的患者，有近一半的患者可以回忆起伤前确实有小腿后方不适的临床前驱症状。当试图跳跃、快速被动的踝背伸或主动的踝跖屈时这种不适或疼痛会加剧。

体格检查时可以发现在腓肠肌内侧头腱腹连接处的压痛最明显，通常在断裂处可以观察到槽状的皮肤凹陷。50年前，阿内尔和林霍尔姆[2]报道了在20例腓肠肌内侧头断裂的病例中，每个患者都可以感觉到小腿中部出现一处类似的凹陷。局部的肿胀或轻或重，查体时往往会由于肿胀而掩盖了凹陷体征。伤后几天内常出现损伤区域的瘀斑，瘀斑会由于重力和脚的位置向远端消散开来。足的跖屈力量会有所减弱，腓肠肌内侧头肌张力也会降低[6]，但是Thompson试验一般呈阴性[12,13]。

有两项关于网球腿导致急性骨筋膜室综合征的报道[14,15]。所有病例均为中年人，均有运动相关损伤的病史。间室压力增高出现在前间室、外侧间室和后浅间室，后深间室均未累及。加罗尔（Jarolem）等人[13]在进行筋膜间室切开减压的过程中发现，腓肠肌内侧头腱腹连接断裂处都存在继发的较大的血肿。由于腓肠肌内侧头上覆盖的筋膜相对较薄，所以这种由血肿造成的持续浅间室压力增高是否可以导致肌肉组织继发的缺血病变一直存在争议。尽管如此，上述病例证实了网球腿确实会导致骨的筋膜室综合征，外科医生应该认识到这一点并给予足够的重视。

病例研究

一位38岁的男性，在网球双打过程中，为了上网迎击对手的一记网前球，在他从横向移动转为向前上步时，突然感到小腿后方中部剧烈的疼痛。他下意识地试图寻找有可能击中他小腿的网球或球拍，结果发现周围什么都没有，但是小腿疼痛不断在加剧，检查跟腱区域是完好的，并且能够完成踝关节的背伸和跖屈动作。而在足背伸同时膝关节伸直状态下迈步行走时，会感剧烈疼痛，同时也无法用脚尖行走。

与他一同打球的朋友中有一名是骨科医生，建议他踝关节跖屈位休息，并短程使用NSAIDS类药物。还有一名是放射科医生，考虑有跟腱的部分撕裂而建议他进行MRI检查，MRI结果显示腓肠肌内侧头的腱腹连接处有明显水肿和炎症反应。

几天后他注意到自己小腿、踝和足趾部都逐渐出现了瘀斑。他跛行了近2周才基本恢复正常走路,并开始拉伸和力量训练。6周时他已经可以小心地打网球,8周时他感觉已经完全恢复了正常。

影像学

通常这类损伤的X线检查都是正常的,所以一般经过严格查体后,X线检查并非必需,但它可以用来排除其他情况。

超声检查可以很好地显示腓肠肌内侧头远端腱腹移行区的锥形结构。当发生撕裂时,超声表现为原有的正常平行线状回声中断以及腱性部分出现低回声区,同时还常伴有肌腱远端和止点处模糊的拉锥样改变[16]。有时由于后方止点处的回声相对增强,常常容易把血肿当作低回声组织。

MRI可以很好地显示腓肠肌内侧部分的异常情况。T1加权相可以显示腱腹连接处正常结构的中断和破坏,T2加权相上损伤肌肉因水肿而呈现出高信号区(图4-2)。血肿在T1和T2加权相上都表现为高强度信号[17],可以是均匀或不均匀的团块状信号[18],也可以沿着肌膜向四周弥散。MRI对鉴别网球腿和一些其他损伤,例如深静脉血栓、跟腱的部分断裂等有一定帮助。

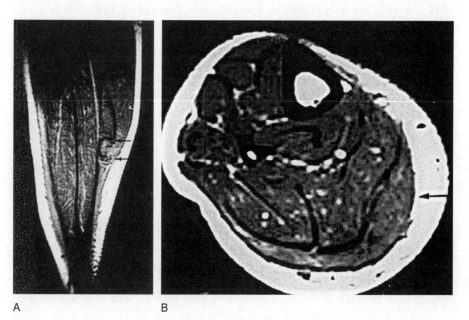

A B

图4-2 患肢的MRI。A为T1加权冠状面,显示了腓肠肌内侧的血肿和肌肉撕裂(箭头所指)。B为T1加权横断面,显示腓肠肌内侧信号异常(箭头所指)

鉴别诊断

由于都有相似的临床表现，例如，小腿肿胀、压痛以及踝背伸时的疼痛[4,19]，腓肠肌内侧头断裂形成的肿胀很容易与血栓性静脉炎或深静脉血栓混淆。最简便易行的鉴别方法是进行小腿的双功能多普勒扫描，这是一种有效评定血栓性静脉炎的好方法。误诊最直接的危害是导致医生进行抗凝治疗。阿努希（Anouchi）等[18]报道了一例腓肠肌内侧头断裂的患者，由于误诊为血栓性静脉炎而给予肝素治疗，随后患者出现了大的血肿继而引发小腿后室间室综合征。所以最常见的错误是医生病史询问不详细而误诊为血栓性静脉炎或深静脉血栓。在大多数病例中，详细询问病史就可以帮助医生不借助影像检查而直接做出准确诊断。

曾经有人质疑存在跖肌腱断裂[20]，但近来已经通过手术[21]和MRI[22,23]证实：跖肌的腱腹连接处在腘窝外侧区域，该区域被腓肠肌外侧头肌腹覆盖，而与内侧头断裂处相距很远[2]。一般这条小的肌腱断裂不会导致像腓肠肌断裂那样典型的疼痛、出血和肿胀，并且跖肌断裂完全不会导致足跖屈无力[2]。医生手术切取跖肌用于屈肌移植，术后患者也只有一过性的腘区压痛和轻微的小腿疼痛，而没有无力或无法正常行走的情况[6]。

治疗

尽管已经有许多手术治疗获得良好疗效的报道[2,3]，但由于尚没有对比保守治疗和手术治疗的随机对照研究，对于这种损伤多数医生[24,25]建议保守治疗，他们认为保守治疗的预后较好，几乎不会出现永久性的功能障碍。在一组720名接受保守治疗的病例中，只有0.7%的再发生率[3]。希尔德（Shield）等人[10]比较了经过保守治疗的患肢与健肢的等速肌力测试结果，显示患肢在治疗后没有发生跖屈力量的减弱[11]。

使用后跟垫[6]或轻度跖屈的踝足矫形器[24]可以通过减小受损的腓肠肌张力来缓解不适。由于抬高了足跟，患肢看起来稍长一点，这使得患者膝关节轻度屈曲，进一步放松了腓肠肌肌腹[6]。早期冷敷和抗炎药物治疗可以缩短恢复时间[3]。夸克（Kwak）等人[25]发现在受伤早期，通过适当的加压包扎或使用压力套夹板，可以减少血肿形成，便于更早下地活动。超声检查证实，压力治疗组腓肠肌内侧头与比目鱼肌愈合的时间更快（4.25周 vs. 3.25周，$P<0.05$）。

在急性炎症期(伤后1～5天)建议制动休息[18]。在伤后的最初几天，建议完全伸直膝关节，这样小腿后方肌群可以被动拉伸至能忍受的程度，这时可以开始踝关节背伸跖屈的等长训练。2周时可以站立拉伸踝关节替代被动拉伸，同时开始利用橡皮筋进行抗阻力训练。大多临床报告逐渐恢复体育运动的时间在伤后4～6周，而患者完全恢复需要16周。

参考文献

[1] Powell RM. . Lawn tennis leg. Lancet, 1883, 2: 44.

[2] Arner O, Lindholm A. What is tennis leg? Acta Chir Scand, 1958, 116: 73-77.

[3] Millar AP. Strains of the posterior calf musculature ("tennis leg"). Am J Sports Med, 1979, 7: 172-174.

[4] McClure JG. Gastrocnemius musculotendinous rupture: a condition confused with thrombophlebitis. South Med, J. 77(9): 1143-1145.

[5] Hutchinson MR, Laprade RF, Burnett QM. Injury surveillance at the USTA boys' tennis championships: a 6-year study. Med Sci Sports Exerc, 1995, 7: 826-830.

[6] Froimson AI. Tennis leg. JAMA, 1969, 209: 415-416.

[7] Brewer BJ. Mechanism of injury to the musculotendinous unit. In: Instructional Course Lectures, vol 17. St. Louis: CV Mosby, 354-358.

[8] Nikolaou PK, Macdonald BL, Glisson RR, et al. Biomechanical and histological evaluation of muscle after controlled strain injury. Am J Sports Med, 1987, 15: 9-14.

[9] Gilbert TJ Jr, Bullis BR, Griffiths HJ. Tennis calf or tennis leg. Orthopedics, 1996, 19: 179-184.

[10] Shields CL, Redix L, Brester CE. Acute tears of the medial head of the gastrocnemius. Foot Ankle, 1985, 5: 186-190.

[11] Thompson TC, Doherty JH. Spontaneous rupture of the tendon of Achilles: a new clinical diagnostic test. J Trauma, 1962, 2: 126-129.

[12] Durig M, Schuppisser, Schuppisser JP, et al. Spontaneous rupture of the gastrocnemius muscle. Injury, 1997, 9: 143-145.

[13] Jarolem KL, Wolinsky PR, Savenor A, et al. Tennis leg leading to acute compartment syndrome. Orthopedics, 1994, 17: 721-723.

[14] Straehley D, Jones W. Acute compartment syndrome (anterior, lateral, and superficial posterior) following tear of the medial head of the gastrocnemius muscle. A case report. Am J Sports Med, 1986, 14: 96-99.

[15] Jamadar DA, Jacobson JA, Theisen SE, et al. Sonography of the painful calf: differential considerations. Am J Roentgenol, 2002, 179: 709-716.

[16] Menz MJ, Lucas GL. Magnetic resonance imaging of a rupture of the medial head of the gastrocnemius muscle. A case report. J Bone Joint Surg [Am], 1991, 73: 1260-1262.

[17] Noonan TJ, Garrett WE Jr. Muscle strain injury: diagnosis and treatment. J Am Acad Orthop Surg, 1999, 7: 262-269.

[18] Anouchi YS, Parker RD, Seitz WH. Posterior compartment syndrome of the calf resulting from misdiagnosis of a rupture of the medial head of the gastrocnemius. J Trauma, 1987, 27: 678-680.

[19] Severance HW Jr, Bassett FH 3rd. Rupture of the plantaris—does it exist? J Bone Joint Surg [Am], 1982, 64: 1387-1388.

[20] Hamilton W, Klostermeier T, Lim EV, et al. Surgically documented rupture of the

plantaris muscle: a case report and literature review. Foot Ankle Int, 1997, 18: 522−523.

[21] Helms CA, Fritz RC, Garvin GJ. Plantaris muscle injury: evaluation with MR imaging. Musculoskel Radiol, 1995, 195: 201−203.

[22] Allard JC, Bancroft J, Porter G. Imaging of plantaris muscle ruptures. Clin Imaging, 1992, 16: 55−58.

[23] Johnson EW. Tennis leg. Am J Phys Med Rehabil, 2000, 79: 221.

[24] Leach RE. Leg and foot injuries in racquet sports. Clin Sports Med, 1988, 7: 359−370.

[25] Kwak HS, Lee KB, Han YM. Ruptures of the medial head of the gastrocnemius（"tennis leg"）: clinical outcome and compression effect. Clin Imaging, 2006, 30: 48−53.

5

急性跟腱断裂的非手术治疗

哈约什·特尔曼和克里斯托夫·贝克尔

随着人们参与娱乐性和竞技性体育活动的大量增加,过度使用综合征的发生率也随之上升。在过去的10年中,足踝疾病中跟腱断裂和跟腱相关功能障碍性疾病的发病率明显上升[1-3]。据估计,仅在德国每年就有约15 000例跟腱断裂的患者[3]。

典型的跟腱断裂通常不是在最高强度的体育活动中发生,但30～45岁是其明显的高发年龄段[4-9],其中大部分患者是业余运动员和长期处于坐位职业的人群[10]。在运动员中,田径运动员发生损伤的比率只有10%,而且绝大多数是年轻的患者,通常由于跟腱疾病没有完全治愈或大负荷训练之后发生跟腱断裂[9]。

未来,高龄的跟腱断裂患者(超过50岁)人数会不断增加,因为在这个年龄段的人群中剧烈体育运动越来越普遍,而且跟腱似乎是人体中最容易发生退行性变的肌腱。男性与女性发生跟腱断裂的比例为5∶1～10∶1,而且男性患者平均年龄要比女性大[9,11]。

根据文献及作者的经验,跟腱断裂最常(80%～90%的病例)发生于距跟骨附着点2～6 cm[9],腱腹连接处断裂的发生率为10%～15%,而且这种断裂通常由于退行性变引起。跟骨附着点或靠近跟骨附着点的断裂很罕见,绝大多数是足过度旋前和有明显Haglund畸形的患者,或是接受类固醇注射治疗跟腱疾病的患者[9]。典型的腱内断裂是由突然加载的肌腱负荷造成的,而骨的撕脱伤则是由持续增加的足跟张力或直接撞击导致的。典型的断裂机制是由间接的负荷和牵拉引起的,例如当人体处于足跖屈及伸膝位向后蹬发力时,或踝关节突然背屈同时小腿肌肉强力收缩时[9]。由踢或击打绷紧的肌腱等直接撞击所造成的断裂只有1%～10%[11,12]。有关跟腱断裂的发病机制,退行性变和机械理论一直存在争议。无菌性炎症(跟腱炎和腱旁组织炎)和血供减少导致了退行性变,使得细胞减少、黏多糖功能障碍,甚至进一步导致肌腱脂肪变性、黏液样变性和钙化[13]。反复的或单次的负荷引起微损伤,而低温和疲劳都会导致运动员肌腱的最大负荷能力降低,从而引起损伤[9]。如果修复的速度无法跟上损伤速度,那么微损伤的累积就会导致断裂。

诊断

典型的急性跟腱断裂患者,感觉好像有东西击中了他们的小腿,疼痛十分强烈。在身体接触类运动中发生断裂时,患者感觉好像小腿后部被球或球棒击打了一下,也常可以听到"砰"的断裂声或感觉到断裂。体格检查时,跟腱断裂处的凹陷和Thompson征阳性是急性跟腱断裂的首要临床体征。由于血肿形成,这些体征有可能看不到,但通常可以触摸到。为了便于诊断,患者一般取俯卧位进行检查。在急性跟腱断裂时,患者踝关节跖屈力量明显减退或完全丧失,导致提踵动作不能完成以及行走时抬脚无力。患肢通常呈外旋状态。由于存在其他屈肌,踝关节跖屈有力并不代表跟腱未受损,例如趾长屈肌和踇长屈肌也可以完成这个动作。

尽管大部分跟腱断裂可以通过临床检查诊断,但超声和MRI检查可以确诊并且有助于治疗方式的选择。急性跟腱断裂的超声表现多种多样,最常见的标志是跟腱连续性中断和界限清楚的肌腱残端。有经验的检查者可以看到断裂处积液的低回声,以及典型的平行状强回声带消失。由于血肿的存在,有的肌腱断裂残端并不会显示,这时就需要动态的背屈和跖屈检查(图5-1 A, B)。即使不能看到明显的肌腱断裂的间隙,广泛的平行回声以及相应的弹性纤维网状交叉的缺失,也可以反映出断裂。急性跟腱断裂应该与存在这些结构水肿分解的跟腱炎相鉴别。比目鱼肌的断裂,主要见于从事高强度项目的运动员中,这对治疗方法的选择,尤其是手术治疗具有重要的意义。尽管用超声可以检查发现跟腱断裂,但MRI能提供最好的显示效果,比目鱼肌需要做矢状位和轴位扫描。此外,辨别断裂区域和肌腱末端可以准确测量肌腱断端的位置及其到跟骨附着点的距离。

尽管有时候影像学检查(MRI或超声)显示跟腱部分断裂,但仍可以通过无法完成提踵动作的试验来证明跟腱、比目鱼肌、腓肠肌复合体已经丧失了功能。

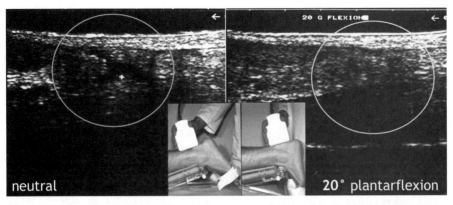

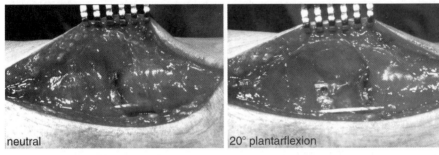

图5-1　A分别显示B超下足中立位及跖屈20°时跟腱断裂的间隙。B分别显示术中足中立位及跖屈20°时跟腱断裂的间隙

治疗

由于会出现肌肉萎缩、协调性降低、本体感觉缺失以及关节僵硬等缺点,目前已经不推荐使用延长管型固定这种原始的非手术制动治疗方法。我们的基本功能治疗理念是基于超声或MRI检查,而这些影像学检查结果是选择非手术治疗的必备基础,如下所述。

1. 超声或MRI描述必须证实在踝跖屈20°时跟腱具有完整的连续性,这是必需的检查结果。跟腱手术的目标就是实现跟腱断端的完全连续,因此非手术治疗要取得成功就必须达到同样的要求。如果影像学检查(超声、MRI)显示有肌腱连续性缺损,则不能选择非手术治疗,否则必须告知患者非手术治疗会有较高的再断裂风险或出现腓肠肌-比目鱼肌无力的结果。

2. 由于非手术治疗不能提供有效的方法使跟腱断端保持机械稳定,随着患者活动增加可能会再次出现间隙,因此治疗4周后需要复查超声确认跟腱纤维的序列和愈合情况。此时在临床上触诊，跟腱的连续性已恢复。当对抗阻力轻度跖屈踝关节时，医生应该可以触摸到腓肠肌轻度紧张。超声检查可以反映跟腱连续性的恢复，通常再生的跟腱纤维比较稀疏，超声检查呈非均质的低回声结构，宽度6 ～ 10 mm（一般是6 mm）。

3. 8周时停止使用保护器具、治疗鞋或靴子等，但必须有超声影像确定跟腱不再需要保护，就像骨折患者负重前应该有影像学证据，同样的原则也适用于跟腱。

4. 通常这个阶段再生的跟腱体积更大，宽度10 ～ 14 mm。超声影像显示腱纤维排列更为整齐。临床检查可以触及宽大坚固的肌腱，Thompson征阴性，并且跖屈时患者可以产生适度的力量对抗阻力。如果之前断裂的位置触及稀疏的沙漏样体征，就需要有经验的影像专家进行MRI或超声检查，此时跟腱的愈合可能尚未完全。超声检查同样会显示跟腱由于没有再生的低回声结构而呈沙漏样狭窄。

5. 如果4周时超声检查显示跟腱断端存在缺损，则意味着延迟愈合。因此，如果没有手术禁忌证，这时就需要进行经皮跟腱缝合术，此外还需要在超声监测下利用矫形器再治疗8周。如果8周时显示有缺损，治疗同上。如果再生跟腱的连续性较差，意味着跟腱延迟愈合，则需要延长2 ～ 4周的保护时间。在我们前瞻性的超声监测研究中，在功能性治疗的过程中，6 ～ 12周时跟腱的重建增加，第10周时达到高峰（图5-2）。对于免疫力低下的患者（例如，心脏或肾移植后跟腱自发断裂），跟腱重建需要6个月，这就需要长期使用治疗靴进行保护。

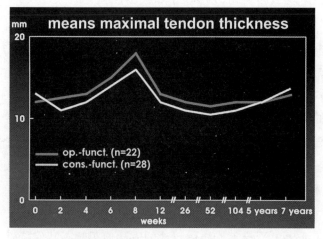

图5-2　在一项随访7年的前瞻性随机性研究中，手术治疗与非手术治疗后平均跟腱厚度的对比

治疗计划

在我们的康复中心，Variostabil靴在恢复跟腱复合体的功能的过程中扮演了重要角色，这款治疗靴的设计理念是减小跟腱断端的应力，但允许轴向负重，这样可以促进跟腱安全、有力地恢复（图5-3）。

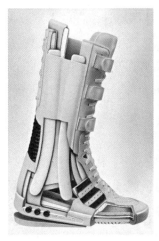 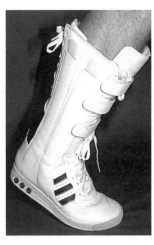

A　　　　　　　　　B

图5-3　A为Variostabil胶套靴。B为外侧稳定的高位靴，2 cm的可调节鞋跟以及防止背屈的衬垫

这种治疗靴有防止踝背屈的可塑性衬垫，外侧高帮稳定性可以减少扭转力，可变形的足跟垫可以使足从20°跖屈位置向中立位调整。同时这款靴子的功能设计可以保护腓肠肌的活动，这点可以通过肌电图检查来证实，治疗3个月后患侧与健侧振幅相似[14]。使用合适的Variostabil靴，除非不能耐受患肢疼痛和肿胀，否则患者可以全负重行走，从而可以尽快恢复日常活动。

使用治疗靴康复（前8周）

跟腱断裂初期主要是通过镇痛药和非甾体抗炎药来减轻疼痛和肿胀。如果不能马上使用Variostabie靴，患者可以用石膏将踝关节固定在跖屈位。使用治疗靴后，患者在疼痛耐受范围内可全负重行走。前6周，患者需要全天穿这种治疗靴（若有必要，可在夜间用石膏托固定），之后的2周，治疗靴只需在白天使用。

伤后2～3周，患者可以使用固定自行车进行康复，但只能用后足发力踩动踏板，而且只能用较轻的负荷。每天还应该穿治疗靴进行单腿站立稳定性锻炼（患肢穿戴治疗靴单腿站立并尽力保持平衡）来训练自身本体感觉。

对于积极康复的患者，4周后可以在治疗靴保护下进行力量训练（包括静力训练和固定自行车练习）、本体感觉神经肌肉易化技术（PNF）以及协调性锻炼等物理治疗。另外，超声疗法（1 MHz）和冷冻疗法可以加速跟腱再生。6周以后，可以穿戴治疗靴开始压腿训练。

8周以后，通过超声检查评估和确认跟腱连续性的重建及再生情况。如果患者已经达到预期恢复程度（通常8～12周，需要MRI或超声检查确定），则不再需要穿治疗靴，但是建议再在正常鞋中放置1 cm厚的足跟垫6～8周。如果患者协调性和肌肉力量允许，3个月后可以进行慢跑。

治疗靴保护下的康复（9～12周）

使用治疗靴保护治疗后的首要目标就是让患者恢复协调性和本体感觉。此时，患肢腓肠肌–比目鱼肌的力量减弱，并且再生跟腱的强度还无法抵抗失控的最大程度的踝关节背屈，这种情况通常在无意中发生，例如滑下台阶或踩进洞里。相比于石膏制动，功能治疗一开始就可以通过穿治疗靴或合适的矫形器进行针对性的训练。当开始无保护措施的康复时，这是明显的优势。

肌肉力量练习在同心模式（跖屈状态）下开始，这样可以最大限度减小跟腱再生时承受的负荷，称为"模型化"，并能在早期拉伸跟腱。这也是为什么康复医生对患肢进行被动背屈是非常危险并且不被允许。跟腱缩短是不太严重的并发症且仅见于手术治疗的患者，而拉长的跟腱后蹬无力才是严重的并发症（图5-4），并且无法保守治疗。

患者每天通过双足提踵来增强跟腱强度，这样健侧可以帮助患侧进行恢复，还可以在每天的康复计划中加入走步机、交叉训练器以及固定自行车等额外训练。患者必须了解物理治疗只是为了重获力量、协调性和本体感觉而进行的"教练"和"精细校准"活动，患者必须每天自己练习来达到恢复效果。对

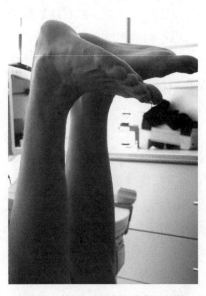

图5-4　拉长的跟腱导致背屈增加

于未经训练的和肥胖的患者，在室内或室外的泳池中利用水的浮力克服初始小腿肌肉无力的状态非常有用。小腿肌肉力量恢复后，患者可以每天进行3组，每组15次双足提踵训练，同时可以在台阶上进行单腿背屈和跖屈训练，这必须坚持至少8～12个月（图5-5）。

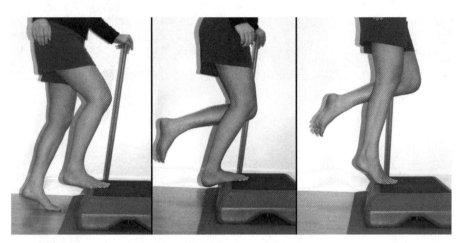

图5-5　腓肠肌力量恢复后，单腿提踵训练每日3组，每组15次，并且通过在台阶上进行背屈训练8～12个月来增强肌肉力量

根据我们的经验和研究，术后约6个月跟腱才能对抗最大应变时的张力。在这个阶段，超声检查显示跟腱的厚度达到正常值的2.5～3倍（16～22 mm），从而能提供足够的稳定性来负荷3～5倍的体重。

4～5个月后，当愈合的跟腱厚度达到12～14 mm时，就可以进行慢跑和低强度锻炼，这也意味着机体的协调性和本体感觉能力的恢复，但要恢复最好的功能状态需要至少1年的锻炼。

对于竞技运动员，一种新型的肌肉贴对于功能支持很有帮助，并且使得运动员对跟腱稳定性更有信心。

并发症

愈合不良

跟腱愈合通常是一个可预期的过程，但在临床实践中，4～8周时超声复查可见约有2%～3%的患者跟腱恢复欠佳（图5-6）。在一些使用了例如可的松等成纤维细胞抑制药物，或者存在其他影响跟腱愈合的代谢性疾病的病例中，跟腱愈合不良是可以预见的。通常，跟腱再生在6～8周明显增

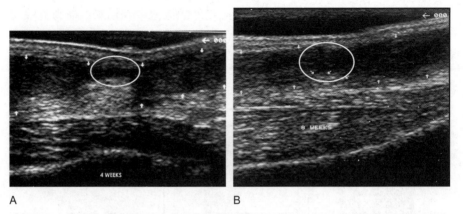

图5-6 A为4周后稀疏再生,呈沙漏状,B为8周后稀疏再生,呈沙漏状

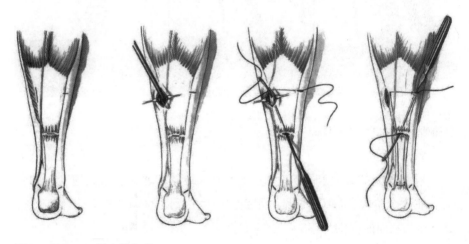

图5-7 Paessler经皮缝合术

厚,所以真正的问题常在第8周进行超声复查(以及临床检查)时出现。通过每天2次的超声波治疗(1MHz)或湿热疗法来促进血运,能在2～3周内解决这个问题。此时穿治疗靴保护的时间就需要延长至8周以上,同时不能减少已经在进行的活动和锻炼。对于仍存在"沙漏征"(跟腱上可以触及小的凹陷)的患者,经皮缝合术的适应证非常充分,而手术干预意味着还需穿戴矫形器或治疗靴8周时间。

再次断裂

由于跟腱愈合程度通常不通过超声或者MRI证实,尤其对于非手术治疗患者,跟腱再断裂的发病率(4%～6%)明显高于手术治疗的患者(根据我自己的随访,再断裂率为2%)。正常肌腱和再生肌腱的弹性模量不同是导致跟腱再断裂的生物学基础。根据我个人的经验，再断裂几乎不会发生在同一个区域，初始断裂位置在远端时，再断裂发生在近端，反之亦然。肌腱的愈合就好比用套筒连接两个导管。在近端和远端，一端是相对正常的肌腱，另一端是更为粗大且与周围组织粘连更紧的再生肌腱，换言之，再生肌腱比正常肌腱更为强壮。

如果在跟腱施加一个很大的力（动员所有的肌纤维，无意识地最大背屈），再生的坚硬跟腱和正常跟腱的连接处即为最薄弱的环节，其延展性在断裂前十分有限。

再断裂可能发生在石膏固定或治疗靴保护的任何时间，但大多数是在初次伤后8～14周。

再断裂后的跟腱形态对于进一步的治疗计划至关重要。如果在跖屈位通过超声检查可以看到跟腱断端之间有明显的缺损，则需要进行经皮缝合手术治疗。

再断裂位置如果只有稀疏的肌腱连接，也需要经皮缝合手术干预，因为这项技术不会损害新生血管，从而可以保证再生肌腱愈合。

根据布赫格拉伯（Buchgraber）和帕斯勒（Paessler）的描述[16]，利用肌腱愈合的生物学特性，并且通过微创手术在跟腱断裂治疗初期提供断端的稳定性，这似乎是经皮缝合术的明显优势。只用5个小的切口，用锥子经皮引导穿过一根1.3 mm的PDS线，将跟腱近端与其跟骨附着点相连，并在断裂处交叉，从而发挥类似内固定的作用。为了勒紧肌腱中的缝线，需要多次背屈踝关节。这项技术的另外一个优点就是保持了腱旁组织的完整性，这对于跟腱愈合的进程至关重要。为了避免损伤腓肠神经的潜在风险，可用2.8 mm的关节镜辅助经皮缝合[9]。

跟腱断裂部位肥厚的肌腱再生类似于骨折后的自我修复的方式，只要保持稳定性就有很大的愈合潜能。外科医生通常根据经验和偏好来决定是保守治疗还是经皮缝合治疗（尤其患者要求）。如果发生再次断裂，患者就需要重新完成治疗的全部过程。

这种方法与手术治疗相比，其有效性在超过550名穿高帮靴（与改装的拳击靴相似）治疗的患者身上得到了证实（见图5-3）[17]。

基础功能治疗的选择不依赖于超声和MRI检查，其不适合不能活动的老年患者或者有手术风险、软组织愈合能力减退的患者（例如器官移植术后、全身皮质醇治疗、糖尿病患者等）[14]。对于跟腱断端实际上连在一起的病例，选择非手术治疗非常确定，但是对于断端有明显缺损的病例，应该选择微创手术(例如皮下缝合术)重建跟腱,继而使用合适的矫形器进行功能锻炼。即使是全身状况差的患者,也可以在侧卧位下局麻缝合。

循证医学

有很多关于跟腱断裂的meta分析[7, 15, 18-20],但几乎没有哪项分析把跟腱残端作为对比手术和非手术治疗的基础标准参数。当然,我们可以对比一切要素,但毫无意外的是,非手术治疗预后有更高的再断裂率(约6%),而且功能测试显示跟腱力量减弱。

我们进行了一项随访7年的前瞻性随机研究,对比非手术治疗和手术治疗效果。两个组采取相同的后续治疗(治疗靴)及超声和MRI评估(跟踪4周、8周、6个月、12个月、2年和7年时,跟腱断端的变化),使用百分制评分系统[17, 21]和力量评估,并没有发现明显的差别,意味着应用这套参数评估,两种治疗方式可以得到同样的结果(图5-8)。

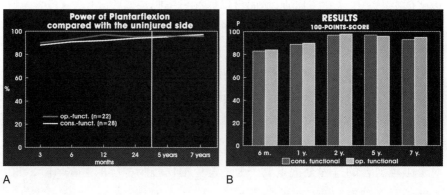

图5-8　A为随访7年的前瞻性随机研究中腓肠肌力量的测试结果,B为同研究中100分评分系统的结果

手术治疗

以下是可能必须手术的适应证:

- 对于基础功能治疗依从性差,例如酗酒或有毒瘾患者。
- 坚持手术治疗或认为手术治疗更安全的患者。
- 经超声或MRI检查跟腱断端没有连接的患者。
- 比目鱼肌撕裂的患者。
- 像顶尖运动员等需要通过手术来保留腓肠肌-比目鱼肌-跟腱复合体,以期通过最优的力臂来后蹬发力的患者[根据卡明斯(Cummins)

的描述,塞格瑟(Segesser)发明的编织技术特别注重呈放射状排列的跟腱纤维的旋转性。塞格瑟通过这项技术为内侧腓肠肌和比目鱼肌纤维提供合适的新附着点,而该附着点通常在顶级运动员跟腱断裂时撕裂或回缩(图5-9)〕。

- 跟腱断裂位置在远端靠近跟骨附着点处(≤2 cm),并且通过跖屈无法使断端靠近的患者。
- 跟骨附着点处有撕脱伤或肌腱撕裂伤的患者。

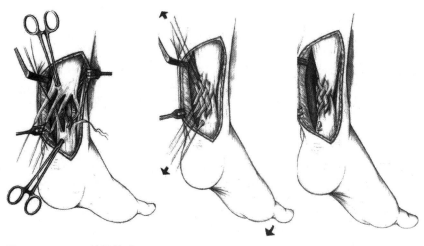

图5-9 Segesser编织技术

时机

跟腱断裂3～5周内都有机会重接断端,而陈旧性跟腱断裂其断端通常回缩,这就需要重建腓肠肌–比目鱼肌来弥补缺损。

结论

非手术治疗急性跟腱断裂是一项复杂且精细的治疗方式,需要严格把握适应证以达到良好的预后。然而,大多数发表的研究都没有严格执行这些标准,所以从科学的角度来看,客观地对比非手术治疗与手术治疗效果(跟腱断端无一例外的能被连接)是不太现实的。

现今对于跟腱断裂的治疗目标已经不只是跟腱连续性的恢复,更重要的是尽早恢复患者受伤前的运动水平,这不是仅靠合适的手术或非手术治疗就能达到的,更需要合适的后续治疗以及跟腱康复计划来支撑。

参考文献

[1] Christensen J. Rupture Achilles tendon. Acta Chir Scand, 1953, 106(50).

[2] Schonbauer HR. [Diseases of the Achilles tendon]. Wien Klin Wochenschr Suppl, 1986, 168: 1–47.

[3] Thermann H. Treatment of Achilles tendon ruptures. Foot Ankle Clin, 1999, 4(4): 773–787.

[4] Cetti R, Christensen SE, Ejsted R, et al. Operative versus nonoperative treatment of Achilles tendon rupture. A prospective randomized study and review of the literature. Am J Sports Med, 1993, 21(6): 791–799.

[5] Inglis AE, Scuco TP. Surgical repair of ruptures of the tendo Achillis. Clin Orthop, 1981, 156: 160–169.

[6] Jacobs D, Martens M, Van Audekercke R, et al. Comparison of conservative and operative treatment of Achilles tendon rupture. Am J Sports Med, 1978, 6(3): 107–111.

[7] Lo IK, Kirkley A, Nonweiler B, et al. Operative versus nonoperative treatment of acute Achilles tendon ruptures: a quantitative review. Clin J Sport Med, 1997, 7(3): 207–211.

[8] Nistor L. Surgical and non-surgical treatment of Achilles Tendon rupture. A prospective randomized study. J Bone Joint Surg [Am], 1981, 63(3): 394–399.

[9] Thermann H. [Treatment of Achilles tendon rupture]. Unfallchirurg, 1998, 101(4): 299–314.

[10] Jozsa L, Kvist M, Balint BJ, et al. The role of recreational sport activity in Achilles tendon rupture. A clinical, pathoanatomical, and sociological study of 292 cases. Am J Sports Med, 1989, 17(3): 338–343.

[11] Riede D. [Comments on "Therapy and late results of subcutaneous Achilles tendon rupture"]. Beitr Orthop Traumatol, 1972, 19(6): 328–331.

[12] Arner O, Lindholm A. Subcutaneous rupture of the Achilles tendon, a study of 92 cases. Acta Chir Scand Suppl, 1959, 116(suppl 239): 1–51.

[13] Kannus P, Jozsa L. Histopathological changes preceding spontaneous rupture of a tendon. A controlled study of 891 patients. J Bone Joint Surg [Am], 1991, 73(10): 1507–1525.

[14] Thermann H. [Rupture of the Achilles tendon—conservative functional treatment]. Z Orthop Ihre Grenzgeb, 1998, 136(5): Oa20–22.

[15] Khan RJ, Fick D, Keogh A, et al. Treatment of acute Achilles tendon ruptures. A meta-analysis of randomized, controlled trials. J Bone Joint Surg [Am], 2005, 87(10): 2202–2210.

[16] Buchgraber A, Paessler HH. Percutaneous repair of Achilles tendon rupture. Immobilization versus functional postoperative treatment. Clin Orthop, 1997, 341: 113–122.

[17] Thermann H, Zwipp H, Tscherne H. [Functional treatment concept of acute rupture of the Achilles tendon. 2 years results of a prospective randomized study]. Unfallchirurg, 1995, 98(1): 21–32.

[18] Bhandari M, Guyatt GH, Siddiqui F, et al. Treatment of acute Achilles tendon ruptures: a systematic overview and metaanalysis. Clin Orthop Rel Res, 2002, (400): 190–200.

[19] Dobson MH, Nguyen C. Treatment of acute Achilles tendon ruptures. A meta-analysis of randomized, controlled trials. J Bone Joint Surg [Am], 2005, 87(10): 1160.

[20] McCormack RG. Treatment of acute Achilles tendon ruptures: a systematic overview and metaanalysis. Clin J Sport Med, 2003, 13(3): 194.

[21] McComis GP, Nawoczenski DA, DeHaven KE. Functional bracing for rupture of the Achilles tendon. Clinical results and analysis of ground-reaction forces and temporal data. J Bone Joint Surg [Am], 1997, 79(12): 1799–1808.

6

急性跟腱断裂经皮修复技术

安萨尔·马哈茂德和尼古拉·马富利

尽管跟腱是人体最为强大的肌腱，但也是最常发生断裂的肌腱[1,2]。针对急性跟腱断裂的发病机理和治疗方式，医生之间存在很大的争论。这种损伤通常发生于业余运动员和中年男性，下面的这个门诊病例就是典型的例子。

病例展示

一名38岁的自由电脑软件工程师，每周踢球1次，在右侧跟腱损伤2天后就诊于骨科诊所。他在比赛中左脚后蹬发力时，突然感到有什么东西击中了自己的踝关节后方，紧接着出现急剧疼痛，并且无法负重，也不能自己开车回家。在急救中心经X线检查怀疑其跟腱断裂。

患者既往体健，没有长期用药、吸烟史，没有家族性遗传病史，无类似外伤史。

体格检查：患者无法自主站立，也无法用脚尖站立。后踝部位有肿胀和挫伤，足部肿胀，并且处于中度马蹄足位。

患者俯卧于检查台上，可触及后踝明显凹陷，与跟腱撕裂相一致（图6-1）。双腿行Simmonds和Thompson挤压实验进行对比[3]，显而易见其跖屈程度有明显差别，轻轻挤压小腿，患肢没有动作，而健肢踝关节跖屈（图6-2和图6-3）。

嘱患者主动屈膝90°，相较于右侧，左足处于中立位，这就是Matles试验[4]，健侧由于跟腱完整而保持一定角度的跖屈（图6-4）。

一旦临床确诊急性跟腱断裂，就要告知患者不同的治疗方式，即保守

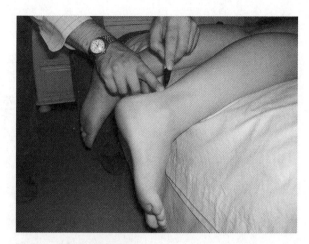

图6-1 手指可触及凹陷

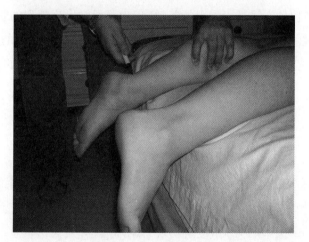

图6-2 Thompson实验：跟腱完整，挤压腓肠肌引起左脚跖屈

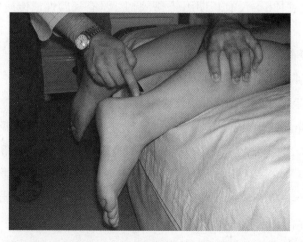

图6-3 Thompson实验：由于跟腱断裂，挤压腓肠肌时右脚没有跖屈

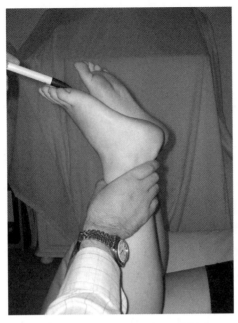

图6-4　Matles实验：显示右侧跟腱断裂

（非手术）治疗和开放手术治疗或经皮手术修复，这例患者选择了局麻下经皮修复跟腱。具体技术操作细节如下。

影像学

如果不能明确诊断，影像学可以辅助确诊是否存在跟腱断裂。然而这并非常规流程，因为这对患者的治疗帮助有限。

超声[5]或MRI[6]可以帮助特殊病例确诊（通常是慢性断裂）。超声可以显示出肌腱断端之间有声波空白区。MRI显示T2加权相广泛高信号，T1加权相上，断裂表现为肌腱信号连续性破坏。

保守治疗

很多研究结果显示，先使用硬管型石膏固定1个月，再用功能支具保护1个月的保守治疗方案，取得了很好的预后[7]。

但是，也有结果显示在一些患者中跟腱再断裂率高到无法接受——占10%～20%[8-10]。相较而言，手术治疗的再断裂率通常只有2%～3%[9,11]。

非手术治疗也可能会导致跟腱延长，改变其功能[12]，从而需要二期手术进行矫正[13]，而初期选择手术治疗则可以避免这种情况。

开放式修复

与保守治疗相比，手术治疗可以明显降低跟腱再断裂的风险，但会增加感染的风险[14]。

阿内尔（Arner）和林霍尔姆（Lindholm）报道，在他们86例手术修复病例中，有24%的并发症发病率，包括1例肺栓塞死亡。罗（Lo）等人报道，开放式手术导致轻度或中度并发症的概率是保守治疗的20倍，但严重并发症发病率并无明显差别。

目前对于跟腱断裂有大量的开放式修复方法，从简单的端对端修复到复杂的肌腱移植和筋膜加强。迄今为止，对于新发的跟腱断裂，还没有一种缝合方法明显优于其他方法。

个体之间开放手术的治疗结果有明显差异，这些差异是多因素造成的，有可能是患者的选择和依从性造成的，也有可能是医生手术技术的微小差别、使用不同材质的缝线或选择不同的切口造成的。

经皮修复

经皮修复是介于开放手术和保守治疗之间的折中方法。经皮修复的目的是提供比保守治疗更好的治疗效果，取得与开放手术相似的功能预后，以及较低的再断裂率，同时降低开放手术给患者带来的外观方面的不满意度。目前，有些经皮修复技术已经运用了30年时间。

马（Ma）和格里菲思（Griffith）[17]开创了经皮修复技术，据报道取得了极高的成功率，且没有再断裂发生，而只有2例轻微并发症。

早期报道指出经皮修复可能会增加发生跟腱再断裂和腓肠神经损伤的风险。然而，这些研究中手术的选择、手术技术以及预后衡量标准都是多种多样的。此外，一些研究认为，经皮修复比开放式手术有更高的再断裂率[18,19]，尽管这些研究现在已经过时，也没有相似的对比。

近期，关于开放式手术和经皮修复的对比研究显示两者预后相似[20]，而最后总结更倾向于经皮修复，因为其感染率更低，术后外观更易被患者接受，而且功能预后没有明显差异。

克里特尼克（Cretnik）等人[21]进一步阐述了经皮修复的优势以及

新鲜跟腱完全断裂的最佳治疗方法的争议。他们通过至少2年以上的随访总结：与开放式修复组相比，经皮修复组主要并发症发生明显较低（P=0.03），并发症总数也更少（P=0.013），而再断裂率和腓肠神经压迫无明显差异，并且使用美国足踝外科协会标准和Holz评分评价两组功能，评估结果基本相似。

手术技术

马和格里菲思[17]描述的经皮修复技术，通过6个穿刺口对18例患者进行经皮跟腱修复，缝线穿过穿刺口，十字交叉缝合肌腱。他们报道了1例感觉障碍和1例腓肠神经受压的并发症。

韦布（Webb）和班尼斯特（Bannister）[22]描述了一种近端切口偏中间的经皮技术，以避开腓肠神经。

麦克莱兰（McClelland）和马富利（Maffulli）描述的经皮跟腱修复技术与韦布和班尼斯特的类似，但用的是Kessler缝合法。

目前我们使用的微创方法是通过5个小切口经皮修复断裂的跟腱，其中4个长约1 cm，1个长约2 cm。

术前计划

一旦确诊，患者需要做完整的术前评估来调查、管理和控制并发症。

需要记录术前功能状态和患肢神经血管情况，尤其要注意腓肠神经的情况。

我们推荐把预防深静脉血栓（DVT）作为治疗方案的一部分，但是对于运动员这并不作为常规治疗。

为了术前感觉舒适可用趾屈位的足背托。

手术医生需要签署有效的知情同意书。需要向患者告知腓肠神经损伤、再断裂、感染以及功能受损的可能性，以及替代的治疗方案及预后。

手术技巧

使用局部浸润麻醉，将2%盐酸利多卡因10 ml和0.25%盐酸丁哌卡因10 ml，50：50混合，缓慢注入断裂跟腱周围8～10 cm的区域。

患者取俯卧位，在踝前部下方放置一个垫枕使得脚自由悬空。将手术头侧向下倾斜约20°，以减少脚和踝部静脉充血。

患肢消毒,不使用止血带。

跟腱断端周围做5个小的切口(图6-5)。第一个在可触及的凹陷上方,切口横向,长约2 cm。其他的4个切口在距第一个切口近端和远端各4 cm处,分别在跟腱的内外侧缘,纵向长约1 cm。

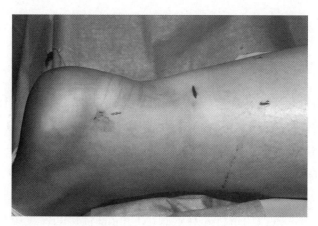

图6-5 断裂跟腱周围的5个小切口

我们建议用一把小的止血钳直接钝性分离跟腱,这样可以避免损伤腓肠神经,腓肠神经一般在跟腱跟骨附着点近端约10 cm处穿过跟腱外侧缘[22],用小的止血钳将腱鞘和皮下组织进行游离(图6-6)。

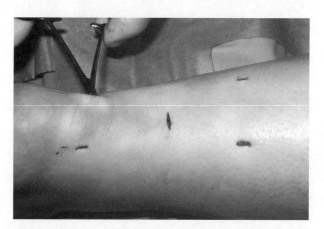

图6-6 用止血钳将跟腱与皮下及腱旁组织分离

用一根长的弯针将PDS Ⅱ双股线从外侧近端切口进入,穿过跟腱,从内侧近端切口穿出(图6-7)。

然后将弯针再次从近端内侧切口插入,从跟腱的更近端进针,沿纵向和远端走形,从中间切口出针,锁定跟腱。

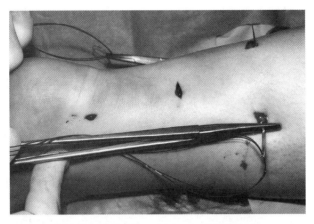

图6-7 将针从近端外侧切口插入,穿过跟腱实质

　　线尾仍露在外侧近端切口处,重新穿上弯针,从外侧近端切口穿入,同内侧操作一样,从跟腱的更近端进针,沿纵向和远端走形,从中间切口出针。然后牵拉缝线获得满意的跟腱把持度(图6-8)。如果缝线被拉断,则需重新操作。我们用八股线的方法缝合,即用双倍的线完成改良的Kessler缝合。

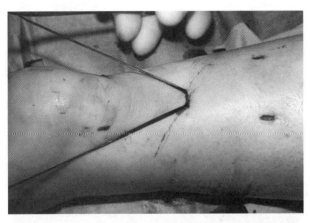

图6-8 将弯针再次从近端内侧切口插入,从跟腱的更近端进针,沿纵向和远端走形,从中间切口出针,锁定跟腱。将针从近端内侧切口再次穿入到跟腱另一入口,并在跟腱近端纵向穿过跟腱,线尾重新穿上弯针,从外侧近端切口穿入,同内侧操作一样,然后牵拉缝线获得满意的跟腱把持度

　　用同样的方法处理断裂跟腱远端(图6-9)。
　　然后在踝最大跖屈位置打结缝线(图6-10),用止血钳将其深埋(图6-11)。皮肤伤口用未染色的3-0可吸收缝线缝合,然后用非黏合性敷料包裹。

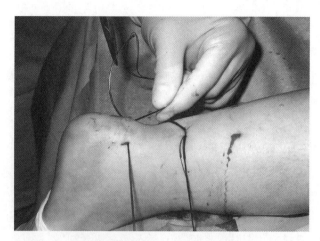

图6-9 在跟腱远端断端重复图6-8的步骤

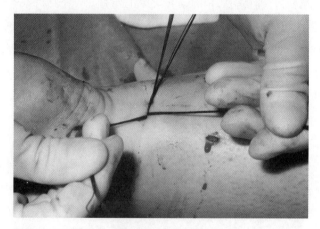

图6-10 脚踝处于生理跖屈位,打结缝线

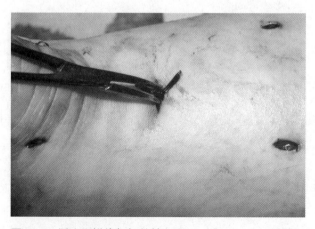

图6-11 用止血钳将打好的结包埋

在手术室，将踝关节用前后托石膏固定在最大跖屈位置，劈开石膏内外侧以适应局部肿胀（图6-12）。

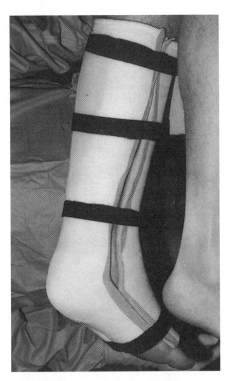

图6-12 在手术室就将患肢用Paris短腿石膏固定于生理性马蹄足位。石膏内外侧均留有空隙以容纳下肢的肿胀

并发症

血肿可以导致感染和伤口裂开，特别是跟腱血液供应较差的部位。在我们的实践中，通过使用小切口手术，这种情况已经很少见了。感染是开放式手术公认的并发症，但经皮修复技术使其发生率降低[22,23]。

腓肠神经损伤有可能造成皮肤感觉改变或疼痛性神经瘤。患者会感到足外侧麻木，有的甚至因此无法穿鞋。可以通过钝性分离跟腱和选择皮肤切口位置来使缝线远离腓肠神经以避免这种情况。

再断裂也是并发症的一种。而现代缝线所用材料以及与缝线穿过跟腱的次数，相较于开放修复，已经减少了再断裂的发生概率。

最近的研究显示经皮修复和开放式修复有着相似的预后，再断裂发生率没有明显差异，但是开放式修复术后切口感染率明显较高[20]。

由于患者用石膏固定患肢，并且减少了正常的离床活动，临床医生应当警惕深静脉血栓的形成。每当患者摘掉石膏检查时都应当注意这个问题，如果有怀疑时应该正确处置。早期的术后康复锻炼可以减少这种风险。

术后管理

术后应该立即抬高患者患肢，并记录其神经血管的情况，并由理疗师进行评估，以确保患者可以安全下床活动。

全管型石膏固定2周，患者根据自身舒适度来调整负重。固定期间，建议患者做腓肠肌-比目鱼肌等长收缩训练，并在休息时抬高患肢。

2周时复查，并检查患者伤口情况。

足跖屈位穿戴前方夹板再固定4周。在此期间，建议患者从部分负重增加到完全负重。此外，鼓励患者内翻和外翻足部，并常规对抗阻力跖屈踝关节。

夹板移除后就开始进行物理治疗，最初是轻柔活动。轻度的体育锻炼可在移除石膏后2周开始，此时患者可以完全负重。

参考文献

[1] Maffulli N. Rupture of the Achilles tendon. J Bone Joint Surg [Am], 1999, 81A: 1019–1036.

[2] Jozsa L, Kvist M, Balint BJ,. The role of recreational sport activity in Achilles tendon rupture. A clinical, pathoanatomical, and sociological study of 292 cases. Am J Sports Med, 1989, 17(3): 338–343.

[3] Simmonds FA. The diagnosis of the ruptured Achilles tendon. Practitioner, 1957, 179: 56–58.

[4] Matles AL. Rupture of the tendo Achilles. Another diagnostic test. Bull Hosp Joint Dis, 1975, 36: 48–51.

[5] Maffulli N, Dymond NP, Capasso G. Ultrasonographic findings in subcutaneous rupture of Achilles tendon. J Sports Med Phys Fitness, 1989, 29(4): 365–368.

[6] Kabbani YM, Mayer DP. Magnetic resonance imaging of tendon pathology about the foot and ankle. Part I. Achilles tendon. J Am Podiatr Med Ass, 1993, 83: 418–420.

[7] Wallace RG, Traynor IE, Kernohan WG, et al. Combined conservative and orthotic management of acute ruptures of the Achilles tendon. J Bone Joint Surg [Am], 2004, 86: 1198–1202.

[8] Persson A, Wredmark T. The treatment of total ruptures of the Achilles tendon by plaster immobilisation. Int Orthop, 1979, 3: 149–152.

[9] Moller M, Movin T, Granhed H, et al. Acute rupture of tendon Achilles. A prospective randomised study of comparison between surgical and non-surgical treatment. J Bone Joint Surg [Br], 2001, 83(6): 843–848.

[10] Lo IK, Kirkley A, Nonweiler B, et al. Operative versus nonoperative treatment of acute

Achilles tendon ruptures: a quantitative review. Clin J Sports Med, 1997, 7: 207–211.

[11] Wong J, Barrass V, Maffulli N. Quantitative review of operative and non-operative management of Achilles tendon ruptures. Am J Sports Med, 2002, 30: 565–575.

[12] Bohnsack M, Ruhmann O, Kirsch L, et al. Surgical shortening of the Achilles tendon for correction of elongation following healed conservatively treated Achilles tendon rupture. Z Orthop Ihre Grenzgeb, 2000, 138: 501–505.

[13] Soma C, Mandelbaum B. Repair of acute Achilles tendon ruptures. Orthop Clin North Am, 1976, 7: 241–246.

[14] Bhandari M, Guyatt GH, Siddiqui F, et al. Treatment of acute Achilles tendon ruptures: a systematic overview and meta-analysis. Clin Orthop, 2002, 400: 190–200.

[15] Arner O, Lindholm A. Subcutaneous rupture of the Achilles tendon. A study of 92 cases. Acta Chir Scand, 1959, 116(239): 1–5.

[16] Soldatis J, Goodfellow D, Wilber J. End to end operative repair of Achilles tendon rupture. Am J Sports Med, 1997, 25: 90–95.

[17] Ma GWC, Griffith TG. Percutaneous repair of acute closed ruptures Achilles tendon. A new technique. Clin Orthop, 1977, 128: 247–255.

[18] Aracil J, Lozano J, Torro V, et al. Percutaneous suture of Achilles tendon ruptures. Foot Ankle, 1992, 13: 350–351.

[19] Bradley J, Tibone J. Percutaneous and open surgical repairs of Achilles tendon ruptures. A comparative study. Am J Sports Med, 1990, 18: 188–195.

[20] Lim J, Dalal R, Waseem M. Percutaneous vs. open repair of the ruptured Achilles tendon—a prospective randomized controlled study. Foot Ankle Int, 2001, 22(7): 559–568.

[21] Cretnik A, Kosanovic M, Smrkolj V. Percutaneous versus open repair of the ruptured Achilles tendon: a comparative study. Am J Sports Med, 2005, 33(9): 1369–1379.

[22] Webb JM, Bannister GC. Percutaneous repair of the ruptured tendo Achilles. J Bone Joint Surg [Br] 1999, 81(5): 877–880.

[23] McClelland D, Maffulli N. Percutaneous repair of ruptured Achilles tendon. J R Coll Surg Edinb, 2002, 41: 613–618.

[24] Webb J, Moorjani N, Radford M. Anatomy of the sural nerve and its relation to the Achilles tendon. Foot Ankle Int, 2000, 21(6): 475–477.

7

微型开放修补急性跟腱断裂

马蒂厄·阿萨尔

尽管最近文献中越来越多的报道倾向于手术治疗新鲜的跟腱断裂[1-12]，但手术方式的选择和术后康复计划仍然存在争议。一些术者偏好常规开放手术来确保最佳的修复，以最大程度降低再断裂的概率，但是由于对软组织问题的担忧，另外的医生只将此治疗方式作为专业的或高水平运动员的治疗方式，而对其他患者则采用经皮修复技术[3,6]。马和格里菲思[13]发明了经皮修复技术，并且在18名患者身上取得了良好的治疗结果。当然，他们的方法也存在两个问题：一个是潜在的腓肠神经损伤，另一个则是由于没有开放的切口将跟腱断端进行接合，其修复效果不能在直视下确认。

我们认为最好的治疗方法是进行手术，并且我们一开始就被垣内（Kakiuchi）[14]的方法所吸引，它兼有开放式手术和经皮技术的优点。为了改良这项技术，我们在尸体研究的基础上发明了新的器械和手术技巧[15]，并对87名接受这种方式治疗的患者做了前瞻性多中心的研究，其中也包括了早期的功能康复计划。由于预后非常好，我们把这项技术作为手术治疗急性跟腱断裂的首选方法。

材料

尸体研究

基于小腿三头肌远端和跟腱的形态学特征，我们设计出了一种新的器械。在16具新鲜的尸体腿部，我们特别观察了V形角的平均值，以及肌腱最窄处横断面的平均面积，发现平均的V形角是8°，平均的横截面积是

81 mm²。根据这项信息，我们发明了一种与局部解剖结构匹配的器械。在这些尸体标本中，我们在跟骨结节上方4 cm处制造了跟腱横行断裂，并在下面描述的手术过程中使用了新器械。然后我们仔细解剖患肢，根据局部的肌肉和肌腱解剖结构改进器械。在撕裂部位的近端和远端各取3个点，用钝针穿引缝线。器械的几个支架相互没有影响，并且对针和线没有造成肉眼可见的损坏。在所有病例中，缝线都在腱旁组织下，没有勒死肌腱。同时我们没有发现缝线压迫腓肠神经，也没有肉眼可见的腓肠神经损伤以及神经鞘破坏的证据。

器械（跟腱缝合导向器）

跟腱龙（Achillon）由致密的聚合物构成，设计它的目的是用来引导缝线穿过。它由一对内侧支架与一对外侧支架相连组成，每个支架同一水平位置都有一个小孔以方便缝线准确的穿过（图7-1）。两个内侧支架彼此成8°，以适应跟腱的V形解剖形态，并可以通过一个小的螺钉根据跟腱形态来调整支架的角度。将一根带线的直针作为引导针，并且设计一个尾帽，使得直针在穿过跟腱时可以提供更大的发力接触面，同时防止针尾扎穿手套以保护术者。

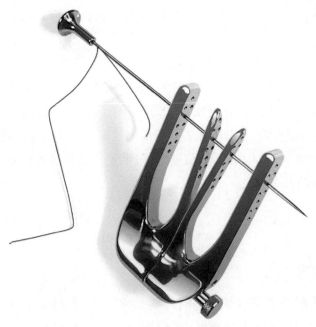

图7-1 跟腱龙（Achillon），使用1根直针使缝线从同一水平的孔穿过（来自 Assal et al.,[15] with permission from the Journal of Bone and Joint Surgery, Inc.）

手术技术

　　患者取俯卧位,大腿根部上止血带。两条腿都要做术前准备并自然下垂,以便术中对比患侧和健侧的跟腱张力和自然跖屈度。一般不用切口保护膜,但所有患者都需预防性应用抗生素。损伤的部位可触及凹陷或较软的点。取跟腱内侧旁切口(图7-2),从凹陷处开始,向近端延长约2 cm,用拉钩轻柔地拉开皮肤与皮下组织,辨别腱旁组织。小心地打开腱鞘,用留置线标记两侧边缘(图7-3)。游离出跟腱断端(图7-4),确定断裂的准确位置。跟腱龙放置在近端腱旁组织的下方,并且将跟腱残端用小的手术钳固定在此装置上(图7-5),置于两个内侧支架之间。随着跟腱龙的插入,跟腱逐渐增宽,用手术钳牢固固定住跟腱断端。通过外部触摸确定跟腱龙的位置,术者需要确认跟腱位于跟腱龙内侧支架的中间。

　　这时通过跟腱龙的引导孔由外向内穿过3根缝线,通常从最近端开始(图7-6)。每根线的末端都用小钳子夹住,使其彼此分开。然后将跟腱龙逐渐退出,同时逐渐闭合支架,这个操作会使缝线从皮肤外抽到跟腱旁,这样就使跟腱成为缝线作用的唯一组织(图7-7)。牵拉3根缝线确保它们牢固地锚定跟腱,线头仍被夹住以防混乱。将跟腱龙放入腱鞘下直至跟骨,在远

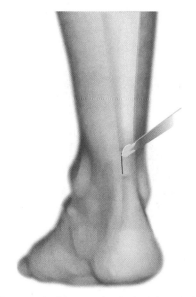

图7-2　皮肤切口示意图,在腱旁组织内侧,从缺损处开始向近端延伸1.5～2 cm(来自Assal et al.,[15] with permission from the Journal of Bone and Joint Surgery, Inc.)

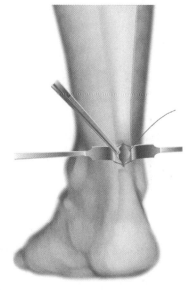

图7-3　在正中线处纵向打开腱鞘并留置缝线(来自Assal et al.,[15] with permission from the Journal of Bone and Joint Surgery, Inc.)

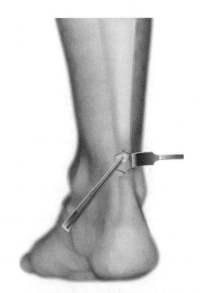

图 7-4 用镊子夹住近端的跟腱断端（来自 Assal et al.,[15] with permission from the Journal of Bone and Joint Surgery, Inc.）

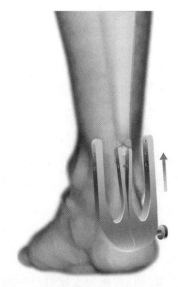

图 7-5 图示将缝合引导器置入近端腱旁组织下方（来自 Assal et al.,[15] with permission from the Journal of Bone and Joint Surgery, Inc.）

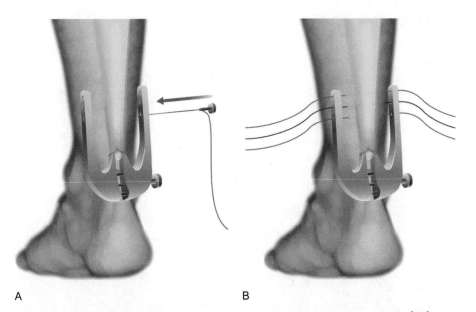

A   B

图 7-6 A 为第一针的穿入，B 为穿入近端跟腱的 3 根缝线（来自 Assal et al.,[15] with permission from the Journal of Bone and Joint Surgery, Inc.）

端重复同样的操作步骤。然后有序地拉紧所有缝线（图7-8），将对应的缝线打结，在直视下复位跟腱（图7-9）。如果因为跟腱断端磨损过度，无法确定跟腱长度和复位时，可以与健侧比较跟腱张力。缝合腱鞘，然后皮内缝合关闭

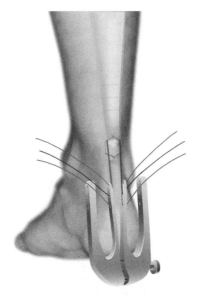 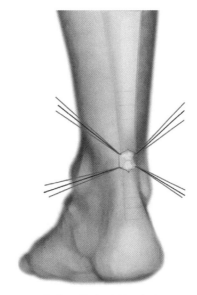

图 7-7　将跟腱龙抽出，将缝线从皮肤外抽到跟腱旁（来自 Assal et al.,[15] with permission from the Journal of Bone and Joint Surgery, Inc.）

图 7-8　有序地拉紧缝线（来自 Assal et al.,[15] with permission from the Journal of Bone and Joint Surgery, Inc.）

切口，无须放置引流，在搬动或唤醒患者前，用夹板将踝关节固定在 30° 跖屈位置。所有患者术后预防性使用低分子肝素抗凝 3 周。

康复计划

我们制订了一套早期功能康复方案，在理疗师的监督下实施，并分为 4 个不同的阶段。最初 2 周，患者可以部分负重（13.6 ～ 20.4 kg），并且全天使用夹板固定。然后可以开始轻度的踝关节活动（跖屈和背伸），还可以用固定自行车来锻炼大腿肌肉，目的就是在第 3 周结束时能够恢复踝关节的中立位置。3 周后，在继续使

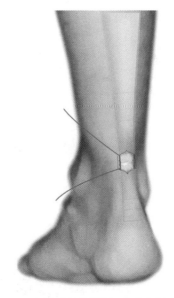

图 7-9　直视下复位跟腱，确保跟腱断端对合（来自 Assal et al.,[15] with permission from the Journal of Bone and Joint Surgery, Inc.）

用夹板保护下可以全负重。8周结束时，可以停止夹板固定，并且可以在无外界支持下全负重。更大范围的踝关节运动，以及拉伸、等长收缩和本体感受的锻炼也可以在此时开始。3个月时可以进行慢跑，6个月时可以进行负荷更大的运动。

病例展示

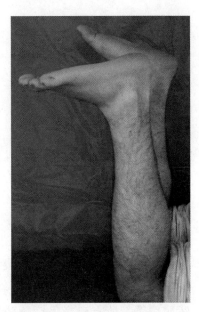

一名35岁的男性在右踝损伤24小时后被送至急诊室，他在打网球准备接一个高难度球时，突然感到踝后方"砰"的一声，虽然有一定程度疼痛，但他仍能行走。体格检查发现右踝和脚的后方有中度肿胀。患者俯卧时，可以看到右踝自然过度背屈（图7-10），在跟腱附着点近端约4 cm处可触及缺损（图7-11），Thompson征阳性（图7-12），神经血管情况正常。足踝正侧位X线检查正常。诊断显然是急性跟腱断裂，无须进一步鉴别。

患者被带至手术室，取俯卧位于手术台上，大腿根部使用止血带。仔细触诊可以发现损伤部位有凹陷。取跟腱旁内侧

图7-10　急性跟腱断裂患者右踝出现过度背屈

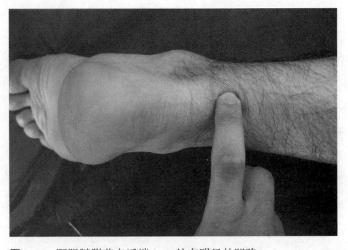

图7-11　距跟腱附着点近端4 cm处有明显的凹陷

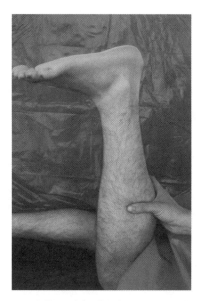

图7-12　急性跟腱断裂患者,Thompson征阳性

切口,从凹陷处向近端延伸1.5 cm。用拉钩轻柔的拉开皮肤和皮下组织,暴露腱旁组织。小心地打开腱鞘,跟腱两侧留置缝线作为标记。辨认跟腱断端,明确断裂的位置。

跟腱龙被放置在近端腱旁组织的下方,将跟腱残端用钳子固定在跟腱龙上,置于两个内侧支架之间。随着器械插入,跟腱逐渐加宽,用钳子牢固固定跟腱断端。将3根缝线从外侧穿向内侧,然后将跟腱龙缓慢退出,同时逐渐闭合支架。此操作会将缝线从皮肤外抽到跟腱旁,这样跟腱成为缝线作用的唯一组织。将跟腱龙从腱鞘下插入直至跟骨,对远端跟腱重复同样的操作。有序地拉紧所有缝线,并将对应的缝线打结,同时直视下复位跟腱。缝合腱鞘,然后皮内缝合关闭切口,无需放置引流,在搬动或唤醒患者前,用夹板将踝固定在30°跖屈位置。术后预防性使用低分子肝素抗凝3周。

物理治疗师严格地监督早期功能康复过程,包括了上面叙述的4个阶段。

每个月对患者随访2次,3个月时已经可以无痛跑步,5个月时可以打壁球且没有任何症状。

适应证和禁忌证

此项技术的适应证是发生在跟骨结节上方2～8 cm的急性跟腱断裂(小于3周)。禁忌证包括:3周以上的陈旧性跟腱断裂;跟腱部位手术史;

患者使用甾体类药物；开放性断裂和撕裂超过 6 小时，伴软组织缺损的复杂开放断裂，断裂发生在跟骨结节上方 2 cm 以内或 8 cm 以外处。超过 90% 的跟腱断裂发生在跟骨结节上方 2 ~ 8 cm 的区域[16]。我们认为跟骨结节上方 8 cm 以外位置的断裂（肌肉断裂）可以通过非手术治疗，而结节上方 2 cm 以内的断裂则需直接固定在骨头上。

讨论

跟腱断裂是一种发生于高水平运动员、业余体育爱好者或长期久坐者的常见损伤。在过去的 10 ~ 15 年内跟腱断裂的发病率呈上升趋势[17]，据报道，偶尔参加体育运动的 30 ~ 40 岁的男性是典型的好发人群[18,19]。尽管新鲜跟腱断裂通过体格检查以及一些特殊体征可以比较容易地诊断，但仍有一些患者在初次就诊时漏诊[20]。

关于新鲜跟腱断裂的治疗方法一直存在争议。最初的观点是用石膏固定 6 ~ 8 周保守治疗，许多研究者深信非手术治疗能够取得与手术修复相同的预后[21-25]。早期的文献中有许多类似的报道，目前仍将其作为非手术治疗能获得满意治疗效果的参考[1]。另外的报道致力于用功能支具来非手术治疗，反对长时间的石膏固定，展示了良好的治疗效果[9,26,27]。而采用非手术治疗的主要驱动因素就是手术治疗存在较高的切口并发症发生率。

近来更多的文献报道支持手术治疗新鲜的跟腱断裂[12,15]，但具体的手术方式和术后康复方案仍然存在争议。绝大多数文献仅讨论两种可能的手术方法中的一种。讨论最多的是通过长切口进行开放式修复的技术，此方法可能要剥离腱旁组织，如果有可能应该尽量避免，因为腱旁组织为损伤的跟腱提供必需的血供。在已经有记录的多种缝合修复技术中，大多数医生支持端对端修复。

文献报道早期常规开放式手术治疗有很高的并发症发生率[21,23-25]，其中最常见的是切口愈合问题，特别是切口坏死和感染。这可能与手术使用纵向切口有关，因为该切口穿过血运较差的区域[28]。即便是切口问题发生率已经下降，目前还是对手术入路问题存在担忧。在一项 1980—1991 年接受了开放式修复的共 314 名患者的回顾性研究中，温特（Winter）等[29]报道有 9 名患者切口延迟愈合，10 名患者出现深部感染需要进一步手术治疗，还有 2 名患者形成了窦道需要清创闭合。凯蒂（Cetti）等人[1]报道了 111 名患者中有 56 名接受了开放式修复治疗，其中 3.6% 切口深部感染，2% 延迟愈合，10%瘢痕粘连，还有12%感觉受损。曼德尔鲍姆（Mandelbaum）等人[7]报道了29名接受开放式修复的患者中，有2人出现了切口浅表感染，都进行了清创术。索尔达蒂斯（Soldatis）等人[5]报道了23名进行端对端修复的患者，其中2人切口延迟愈合，经过3个月才解决问题，但没有出现感染病例。布兰德利（Bradley）和蒂博内（Tibone）[6]在27名患者中对比了经皮修复和开放式修复，其中12人接受经皮修复，另外15人接受开放式修复，两组都没有出现切口问题。我们喜欢做一个小的纵向切口，因为这样我们可以根据术中需要向近端或远端延伸切口。尽管根据报道选用横向切口并发症更少[12,30]，但这种切口严格限制了医生在需要时向近端或远端进行暴露。

因为考虑到切口愈合和感染的问题，经皮修复被认为是一种折中选择，提倡这种手术的医生更倾向于手术修复断裂跟腱，同时也尝试避免开放式手术引起的软组织问题。马和格里菲思[13]发明了这项技术，并报道了18名患者实际应用了此技术，沿跟腱内侧和外侧边缘做小的穿刺切口，并通过这些切口将缝线穿过肌腱。他们报道2名患者出现轻微的切口并发症，但没有发生感染，也没有出现再断裂。罗利（Rowley）和斯科特兰（Scotland）[31]报道的28名患者中，有10人接受经皮修复技术，其中1人发生了腓肠神经压迫。作者总结手术修复组更容易恢复到接近正常的跖屈力量，而且相比于非手术治疗，患者能更早恢复活动。

其他的作者在行经皮修复后结果不太理想，主要是发生了包括腓肠神经卡压在内的严重并发症。克莱因（Klein）等人[32]报道了38名患者，38%发生腓肠神经卡压，包括需要二次手术来去除缝线，松解神经。罗利和斯科特兰[31]也报道了神经卡压的情况，斯蒂尔（Steele）[33]、阿拉西尔（Aracil）和费茨基布恩（FitzGibbon）[35]等人报道了14名患者中有2人腓肠神经损伤，其中1人完全损伤。布赫格拉伯（Buchgraber）和帕斯勒（Passler）[36]报道了59名接受经皮修复技术的患者，他们被分为两组，一组接受功能恢复锻炼，另一组石膏固定制动。作者发现59名患者中约有1/4出现腓肠神经支配区域感觉障碍。尽管经皮修复技术的主要优势是切口问题发生率低，但作者发现每组均有2名患者延迟愈合。利用新鲜冰冻的膝下尸体标本，霍肯伯里（Hockenbury）和约翰斯（Johns）[37]通过肌腱横断术来对比经皮修复和开放式修复，一组采用Bunnell缝合技术开放式修复，另一组用马和格里菲思的技术经皮修复。相比于经皮修复，开放式修复的跟腱在增加踝跖屈时显示出更强的抗断裂能力（开放式手术组在平均跖屈27.6°时出现10 mm的缝隙，而经皮修复组则在平均跖屈14.1°时出现，$P<0.5$），并且在接受经皮修复

的5个标本中,有4个的跟腱断端对线不良,更为重要的是,作者证实5个标本中有3个发生了腓肠神经卡压。他们最后总结,经皮修复跟腱断裂只能提供开放式手术所能提供的约50%初始强度,并且有更高的腓肠神经损伤的风险。

萨瑟兰(Sutherland)和马富利[38]报道了31名接受改良经皮修复技术治疗急性跟腱断裂的患者,有5人发生了腓肠神经损伤(16%),其中3人在6～9个月内恢复正常,而剩下的2人中,1人症状持续存在,但拒绝进一步干预,另外1人行探查术,显示腓肠神经被缝线贯穿,通过二次干预后,他的症状在3个月时逐渐消失。近期一项针对124名患者采用不同的器械经皮修复的研究中,作者发现了8例腓肠神经损伤,存在10%的再断裂率,还有10例皮肤坏死[39]。最近的文献中有两项研究对比了经皮修复和开放式修复,更偏向于经皮修复,因为其切口问题发生率较低,但在两项研究中,经皮修复组患者中仍有4.5%～10.5%的腓肠神经受损率。而即使常规的开放式修复也不能确保腓避免神经损伤,就像温特(Winter)等人[29]的一项回顾性研究中报道的,从1980—1991年,在314名接受开放式修复的患者中有4人出现腓肠神经损伤。根据我们的尸体研究,很明显这项手术操作不会将腓肠神经卡压在缝线中。尽管文献报道中腓肠神经损伤仍存在,但经过开放式和特别是经皮修复手术后,我们的临床结果显示没有患者发生神经系统干扰,也没有腓肠神经损伤的记录。

再断裂是非手术治疗和手术治疗患者都存在的问题。在大多数系列报道中,一般会采取保护措施(石膏或支具)大约3个月,再断裂通常在去除保护措施后2～3个月发生。然而还有另外一种导致跟腱修复失败的原因,即为患者的依从性。当然,没有跟腱能在最初的6～8周完全恢复到足够强大来承受正常负重。因此,如果患者在此期间去掉保护装置,再断裂就很容易发生,断端在愈合前就会再次分离。绝大多数研究显示经皮修复的患者再断裂发生率较高。在布拉德利(Bradley)和蒂博内(Tibone)的研究中[6],一组共12名接受经皮修复的患者中有2名发生再断裂,而另一组接受开放式腓肠肌-比目鱼肌筋膜移植修复的患者中无再断裂。作者注意到经皮修复的一组中肌腱形态更均匀,因此他们建议业余运动员和比较关心外观的患者接受经皮修复,而"不能承受再次断裂风险"的高水平运动员接受开放式修复。在萨瑟兰和马富利的研究中[38],31名患者接受改良经皮修复,其中有2人分别在术后11个月和15个月时发生再断裂。阿拉西尔(Aracil)等人[34]报道,在6名接受马和格里菲思提出的原始的经皮修复的患者中,有2

人发生再断裂,他们推测这种"不可视"的技术有可能导致跟腱断端处在不适当的位置。在之前引用的马埃斯(Maes)等人[39]的研究中,采用他们的经皮修复技术治疗的患者有10%的再断裂率。也有报道称开放手术比经皮修复更容易发生再断裂,不过这只是少数。

近来大家对非手术治疗和手术治疗后避免长时间制动非常有兴趣。麦科米斯(McComis)等人[26]对15名急性跟腱断裂的患者采用功能支具进行非手术治疗,根据作者描述,这种治疗的目的是为了防止制动带来的骨骼肌的改变,并且减少康复所需的时间,以便早期重返工作和恢复到受伤前的活动量。他们将未受伤的同年龄、同性别人群作为对照组,来评估这些患者的个人功能情况(行走、踮脚尖和跳跃),除了试验组踝关节背屈度增加外,他们没有发现其他明显的临床和功能评估参数的差异。

莫滕森(Mortensen)等人[4]报道了一项71名患者接受开放式修复的前瞻性研究,其中一组用石膏固定制动8周并且不负重,另一组早期穿戴可拆卸的支具限制活动,并在4周后开始部分负重。作者发现早期有限的活动可以缩短康复所需的时间,但不负重锻炼并不能阻止肌肉萎缩。卡特(Carter)等人[9]手术治疗了21名患者,并且术后使用功能矫形器,这些患者在最初6～8周只允许足趾负重,但允许踝不受限制的跖屈和背屈至中立位,其中16人恢复到了受伤前的运动水平,只有1人对最后的结果不满意。与对侧相比,足背屈平均增加了2°,跖屈未改变,而患侧和健侧的力量与承受力基本相同。

索尔伯恩(Solveborn)和莫贝里(Moberg)[8]的前瞻性研究中,17名患者术后即允许踝关节自由活动,在穿戴特殊矫形器时负重也是允许的,并且无统一的康复训练。这些患者中没有人发生再断裂,在1年后的随访中,根据他们的评分标准,15人效果为优,另外2人为良,其中6人仅在术后3个月就达到了极好的预后。布赫格拉伯和帕斯勒[36]将48名接受了经皮修复的患者分成两组,其中30人采取术后功能治疗,即穿戴特殊治疗鞋,在可耐受疼痛的范围内负重、关节活动训练和肌肉等长收缩训练。其余患者跖屈位制动2周,再换成负重石膏4周。尽管患者在两组中都发现了伤口愈合和腓肠神经损伤问题(上文提及),但功能锻炼组需要的病假时间更短,而且患者对术后治疗结果的主观感受也更佳。因此,我们建议进行早期功能康复锻炼和早期部分负重,以及早期踝和足关节活动练习。

垣内(Kakiuchi)[14]在1995年描述了他将开放式和经皮手术相结合的手术技术,仅采用在跟腱断裂位置的一个有限的切口,通过经皮方式将缝线穿入断裂位置的近端和远端。他将34名患者分成两组,其中一组14人接受标准的开放式修复,另外一组20人接受他的新技术治疗。他只随访到了22名患者,12人接受了新技术修复,10人接受了开放式修复,结果显示,接受新技术治疗的一组在每天活动中症状缓解更好,单腿跳跃更理想,重返运动的机会更大。另外,运用新技术能取得更好的外观效果。一名接受了新技术治疗的患者,踝关节背屈增加,说明跟腱长度增加。垣内认为这可能是由于缝线穿过跟腱损伤部位引起的。接受新技术治疗组中有1人出现短暂腓肠神经功能受损的情况,这可能是因为用穿刺针反复穿透皮肤寻找引线器造成的。在文章中,垣内阐述了将缝线穿过皮肤、未受损的肌腱和引线器孔是手术过程中的一项"盲"操作,需要医生重复穿刺直至针穿过引线器。垣内的新手术方式是促使我研究一种利用新器械将开放式和经皮修复手术的优点结合起来的手术方式的动力。使用跟腱龙系统,通过一个在断裂位置的有限切口,我们可以用经皮的方式将缝线穿过断裂位置近端和远端,这使得修复部位可直视,可以看到跟腱断端的准确位置,并精确地恢复肌肉-肌腱复合体的张力,同时减少手术剥离和对局部血运的破坏。术后允许早期负重和踝关节活动度训练,我们的预后结果证实可以继续使用这项技术。最近3篇运用了正确的手术技术及我发明的跟腱龙器械的报道,进一步证实了其在治疗急性跟腱断裂中的重要作用[12,40,41]。

参考文献

[1] Cetti R, Christensen SE, Ejsted R, et al. Operative versus nonoperative treatment of Achilles tendon rupture. A prospective randomized study and review of the literature. Am J Sports Med, 1993, 21: 791-799.

[2] Leppilahti J, Orava S. Total Achilles tendon rupture. A review. Sports Med, 1998, 25: 79-100.

[3] Maffulli N. Rupture of the Achilles tendon. J Bone Joint Surg [Am], 1999, 81: 1019-1036.

[4] Mortensen HM, Skov O, Jensen PE. Early motion of the ankle after operative treatment of a rupture of the Achilles tendon. A prospective, randomized clinical and radiographic study. J Bone Joint Surg [Am], 1999, 81: 983-990.

[5] Soldatis JJ, Goodfellow DB, Wilber JH. End-to-end operative repair of Achilles tendon rupture. Am J Sports Med, 1997, 25: 90-95.

[6] Bradley JP, Tibone JE. Percutaneous and open surgical repairs of Achilles tendon ruptures. A comparative study. Am J Sports Med, 1990, 18: 188-195.

[7] Mandelbaum BR, Myerson MS, Forster R. Achilles tendon ruptures. A new method of repair, early range of motion, and functional rehabilitation. Am J Sports Med, 1995, 23: 392-395.

[8] Solveborn SA, Moberg A. Immediate free ankle motion after surgical repair of acute Achilles tendon ruptures. Am J Sports Med, 1994, 22: 607-610.

[9]   Carter TR, Fowler PJ, Blokker C. Functional postoperative treatment of Achilles tendon repair. Am J Sports Med, 1992, 20: 459−462.

[10]   Haji A, Sahai A, Symes A, Vyas JK. Percutaneous versus open tendo achillis repair. Foot Ankle Int, 2004, 25: 215−218.

[11]   Cretnik A, Kosanovic M, Smrkolj V. Percutaneous versus open repair of the ruptured Achilles tendon: a comparative study. Am J Sports Med, 2005, 33: 1369−1379.

[12]   Calder JD, Saxby TS. Independent evaluation of a recently described Achilles tendon repair technique. Foot Ankle Int, 2006, 27: 93−96.

[13]   Ma GW, Griffith TG. Percutaneous repair of acute closed ruptured Achilles tendon: a new technique. Clin Orthop, 1977, 247−255.

[14]   Kakiuchi M. A combined open and percutaneous technique for repair of tendo Achillis. Comparison with open repair. J Bone Joint Surg [Br], 1995, 77: 60−63.

[15]   Assal M, Jung M, Stern R, et al. Limited open repair of Achilles tendon ruptures: a technique with a new instrument and findings of a prospective multicenter study. J Bone Joint Surg [Am], 2002, 84A: 161−170.

[16]   DiStefano VJ, Nixon JE. Achilles tendon rupture: pathogenesis, diagnosis, and treatment by a modified pullout wire technique. J Trauma, 1972, 12: 671−677.

[17]   Leppilahti J, Puranen J, Orava S. Incidence of Achilles tendon rupture. Acta Orthop Scand, 1996, 67: 277−279.

[18]   Boyden EM, Kitaoka HB, Cahalan TD, et al. Late versus early repair of Achilles tendon rupture. Clinical and biomechanical evaluation. Clin Orthop, 1995, 150−158.

[19]   Hattrup SJ, Johnson KA. A review of ruptures of the Achilles tendon. Foot Ankle, 1985, 6: 34−38.

[20]   Inglis AE, Scott WN, Sculco TP, et al. Ruptures of the tendo achillis. An objective assessment of surgical and non-surgical treatment. J Bone Joint Surg [Am], 1976, 58: 990−993.

[21]   Carden DG, Noble J, Chalmers J, et al. Rupture of the calcaneal tendon. The early and late management. J Bone Joint Surg [Br], 1987, 69: 416−420.

[22]   Gillies H, Chalmers J. The management of fresh ruptures of the tendo achillis. J Bone Joint Surg [Am], 1970, 52: 337−343.

[23]   Lea RB, Smith L. Non-surgical treatment of tendo achillis rupture. J Bone Joint Surg [Am], 1972, 54: 1398−1407.

[24]   Nistor L. Surgical and non-surgical treatment of Achilles Tendon rupture. A prospective randomized study. J Bone Joint Surg [Am], 1981, 63: 394−399.

[25]   Stein SR, Luekens CA Jr. Closed treatment of Achilles tendon ruptures. Orthop Clin North Am, 1976, 7: 241−246.

[26]   McComis GP, Nawoczenski DA, DeHaven KE. Functional bracing for rupture of the Achilles tendon. Clinical results and analysis of ground-reaction forces and temporal data. J Bone Joint Surg [Am], 1997, 79: 1799−1808.

[27]   Thermann H, Zwipp H, Tscherne H. [Functional treatment concept of acute rupture of the Achilles tendon. 2 years results of a prospective randomized study]. Unfallchirurg, 1995, 98: 21−32.

[28]   Haertsch PA. The blood supply to the skin of the leg: a post-mortem investigation. Br J Plast Surg, 1981, 34: 470−477.

[29]   Winter E, Weise K, Weller S, et al. Surgical repair of Achilles tendon rupture. Comparison of surgical with conservative treatment. Arch Orthop Trauma Surg, 1998, 117: 364−367.

[30]   Aldam CH. Repair of calcaneal tendon ruptures. A safe technique. J Bone Joint Surg [Br], 1989, 71: 486−488.

[31] Rowley DI, Scotland TR. Rupture of the Achilles tendon treated by a simple operative procedure. Injury, 1982, 14: 252-254.

[32] Klein W, Lang DM, Saleh M. The use of the Ma-Griffith technique for percutaneous repair of fresh ruptured tendo Achillis. Chir Organi Mov, 1991, 76: 223-228.

[33] Steele G, Harter R, Ting A. Comparison of functional ability following percutaneous and open surgical repairs of acutely ruptured Achilles tendons. J Sport Rehabil, 1993, 2: 115-127.

[34] Aracil J, Pina A, Lozano JA, et al. Percutaneous suture of Achilles tendon ruptures. Foot Ankle, 1992, 13: 350-351.

[35] FitzGibbons RE, Hefferon J, Hill J. Percutaneous Achilles tendon repair [see comments]. Am J Sports Med, 1993, 21: 724-727.

[36] Buchgraber A, Passler HH. Percutaneous repair of Achilles tendon rupture. Immobilization versus functional postoperative treatment. Clin Orthop, 1997, 113-122.

[37] Hockenbury RT, Johns JC. A biomechanical in vitro comparison of open versus percutaneous repair of tendon Achilles. Foot Ankle, 1990, 11: 67-72.

[38] Sutherland A, Maffulli N. A modified technique of percutaneous repair of ruptured Achilles tendon. Oper Orthop Traumat, 1999, 7: 288-295.

[39] Maes R, Copin G, Averous C. Is percutaneous repair of the Achilles tendon a safe technique? A study of 124 cases. Acta Orthop Belg, 2006, 72: 179-183.

[40] Marsh J, CS. Ankle fractures. In: Bucholz R, Heckman J, Court-Brown C, eds. Rockwood and Green's Fractures in Adults, 6th ed. Philadelphia: Lippincott Williams & Wilkins, 2006: 2238-2241.

[41] Rippstein P, Easley M. "Mini-open" repair for acute Achilles tendon ruptures. Tech Foot Ankle Surg, 2006, 5: 3-8.

规范的开放式跟腱修复手术

克劳德·T.穆尔曼Ⅲ和玛利亚·K.A.卡塞塔

急性跟腱断裂常常与外伤、男性、肥胖以及皮质类固醇注射史有关[1]。尽管过去20年跟腱断裂发病率明显增加[2]，但是对于急性跟腱断裂的最佳治疗方式（手术 vs.非手术）目前还没有形成共识[3-7]。这一章主要讲述高年资医生比较偏好的开放修复技术，其在康复治疗的配合下也取得了良好的治疗结果。

大量研究显示，手术治疗跟腱断裂的病残率更低，并且能改善功能。例如，手术修复跟腱后的再断裂风险较低[4,7,8]，选择手术的患者能恢复正常的后蹬力[9,10]。一项前瞻性随机研究通过111名患者中对比了手术和非手术方法治疗急性跟腱断裂，随访1年的结果显示尽管非手术治疗组并发症很少，但手术组的效果更好（恢复体育活动，更少的主观不适）[11]。手术修复的其他优点包括，减少踝关节僵直和小腿肌肉萎缩，极少发生肌腱与皮肤粘连，以及更低的血栓性静脉炎风险[12,13]。

开放式手术治疗急性跟腱断裂可能是运动员和希望继续高强度运动的患者首选的治疗方法。近来两项随机对照试验的meta分析显示，手术治疗与保守治疗相比能减少再断裂发生率，但发生并发症的风险较高，包括切口感染、伤口延迟愈合、粘连以及感觉障碍。

病例展示

一名35岁的男性在打高尔夫球时向山坡跑去，突然感到右踝后方疼痛，并听到了"砰"的一声，他转过身看，以为自己是被高尔夫球误伤。右下肢疼痛6天后就诊（10分可视化疼痛评分2分），疼痛为持续性，晨起及站立时加重,自己通过冰敷和不负重(坐着或躺着)来缓解疼痛。

体格检查时,患者除了右侧无法负重外都很健康,右踝关节活动范围为背屈30°,跖屈0°,内翻15°,外翻30°,Thompson征阳性,并且踝部轻度肿胀。在膝与后足处于中立位时,在跟骨附着点近端3 cm处可触及一出凹陷,并且这个位置有压痛,踝关节跖屈力量为3/5级,没有其他的活动或感觉障碍。他的外周血管正常,没有水肿,没有其他的既往史或家族史。临床诊断为右侧跟腱断裂。

该患者在确诊2天后进行了手术治疗,采取局部麻醉,取俯卧位,患肢用氯己定和酒精擦拭,用DuraPrep进行术前准备,然后用无菌单和无菌巾覆盖,使用埃斯马赫驱血带驱血,将止血带充气至300 mmHg,止血带时间为45分钟。

沿着中线外侧做一切口,逐层解剖,辨认并保护腓肠神经。找到腱鞘并纵向切开至断裂位置,将跟腱两断端牵拉至切口位置。使用角针2号Orthocord线做Tajima缝合,两条Tajima线置于近端,两条置于远端,将足置于90°中立位置,牢靠的打结缝线。然后用0号薇乔缝线缝合肌腱边缘,用2-0薇乔缝线缝合腱旁组织,皮下组织用2-0薇乔缝线缝合,用3-0Prolene线皮下连续缝合切口。然后用大块无菌干敷料包裹,并用后方夹板固定。

术中少量出血,未放置引流,无并发症。

术后患者用后方夹板固定,并且10天不负重。

10天时,去掉夹板,穿戴Cam助行器保持踝关节中立位负重。在这期间,患者开始每天3组,每组30次的主动背屈往返活动,以提供轻柔的应力促使胶原纤维沿应力方向愈合。

6周时,患者可以选择在正常的鞋中放置一个足踝矫形垫,但如果需要也可以继续穿助行靴,这样,损伤部位在助行靴或足踝矫形垫保护下继续保护无负重,维持3个月。

3个月时,可以去除制动在可承受范围内负重。患者可以逐渐恢复运动,但6个月内不允许以最大运动量运动。对患者进行临床及主观评估,6个月后恢复体育运动,在最后一次随访时跟腱外形正常,活动范围正常,各种活动力量恢复正常。

为了改善所有跟腱断裂患者的预后和减少并发症,人们研究出了大量不同的手术技术,包括开放式[14, 15]、经皮式[16, 17]以及联合修复技术[18]。开放式手术有两种形式:一种是使用不同的缝合技术直接缝合跟腱断端[19],另一种是用移植物(例如腓肠肌筋膜、跖肌腱、阔筋膜、腓骨短肌、趾长屈肌腱、蹬长屈肌腱)或人造材料重建跟腱[20,21]。

手术方式的选择需要考虑很多因素,包括受伤机制、发病时间[3,5,10,15,19,22]、结缔组织病(通常需要扩大手术)[10]、局部因素(例如缺血、腓肠肌–比目鱼肌萎缩、瘢痕、感染)[5,10]、人口统计学因素例如患者的年龄、性别和活动量[10]。根据瓦普纳(Wapner)的理论,在伤后3个月内可行一期端对端修复。然而通常情况下,伤后时间越长,医生采取一期端对端修复的可能性越小,患者预后结果越差。

一些作者将慢性跟腱断裂定义为超过4周仍未治疗的损伤[3]。术前MRI评估以及术中切除损伤组织后跟腱断端之间的缺损是决定手术方式的关键因素。在被漏诊的跟腱断裂的患者中,由于随后的肌腱回缩和纤维瘢痕组织形成,使得即使有相对较小的缺损,但其端对端修复的成功率并不高[5,22]。端对端修复通常适用于1～2 cm的缺损[5,22],对于2～5 cm的缺损,可以选择肌腱V–Y延长术,肌腱转位术或两者都做[5,22]。对于超过5 cm的缺损,则需要进行肌腱重建,而蹬长屈肌腱移植似乎是治疗较大的慢性缺损的一种可靠、有效的方法[5,6,10]。

如果选择手术修复,建议伤后4～7天后进行,这样可以减轻肌腱肿胀、松散度和脆性,如果伤后立即手术,则有可能产生上述问题[4,23,24]。我们通常选择伤后2周内进行修复,从而使缺损最小化,有利于手术操作。最佳的治疗方案不仅包括手术方式的选择,还包括患者的健康状况、术后预期以及目标等。

运用Tajima缝合技术初期修复

我们喜欢用(4股)Tajima缝合技术,这种技术被手外科医生广泛用于屈肌腱修复,而且是一种软组织把持非常好的缝合方法[25,26]。患者取俯卧位将脚搭在手术台边缘,最好使用大腿止血带,但不是必需的。对侧下肢也要消毒铺巾,这样可以在术中动态对比修复跟腱的张力[5,9]。

在跟腱外侧1 cm处,取一约10 cm长的后外侧切口(图8-1),近端延至鞋帮与足跟贴合处。切口要偏离中线,避免术后鞋的刺激,而如果切口选在跟腱正中线就会发生这种情况。应当注意保持皮瓣完整的厚度,避免过度游离皮瓣[19]。一般在切口下可以直接找到腓肠神经,必须小心地保护起来。切口直接切至深筋膜,纵向切开深筋膜和腱旁组织,暴露跟腱断端。切口需要切开3层组织(深筋膜、腱系膜及最接近肌腱的薄层组织)直至跟腱中部[23]。全程用皮钩或手持拉钩轻柔地拉开皮肤[23]。

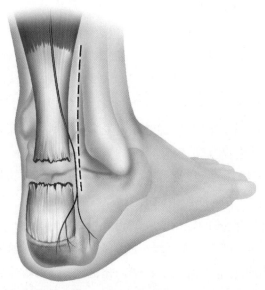

图8-1　踝关节后外侧入路,切口下方为腓肠神经,必须小心识别及保护

　　清除血肿,评估损伤的范围和程度。任何明显多余的、游离的或失活的组织都应该被锐性切除,会发现跟腱的后方总是断裂的[3,19,23],而跟腱的前方有时候有部分纤维是完整的,但是一般都很稀疏[23]。

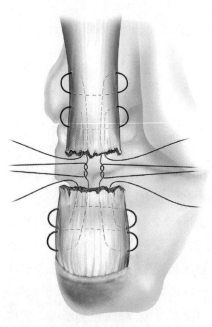

图8-2　使用4根缝线的Tajima缝合法。显示距断端5 cm处的1组缝线及与之平行的距断端2.5 cm处的缝线

　　断端两侧各使用两根缝线并在断端之间打结(图8-2)。使用带有5号聚酯纤维不可吸收缝线的长角针,从一侧跟腱断端穿入,从距离断端5 cm处的近端或远端穿出,然后将缝线横穿跟腱并从对侧穿出,再将缝线向下穿回跟腱,从断端穿出。在断端的另一侧重复这一操作,然后将两侧对应的缝线打结,将结打在跟腱内,使断端结合在一起。然后在距跟腱断端2.5 cm处重复此操作。

　　手术修复最重要的一个方面是正确调整跟腱张力。当缝线拉紧时踝关节处于中立位置,将对侧作为参考,通过牵拉每一根缝线来获得合适的张力[5]。通常跟腱纤维是不连续的,腱的近端和远端沿着绷紧的缝合线牵拉到一起,形成一个用于愈合的支架,用0号可吸收线间断缝合,进一步达到相似的修复效果(图8-3)。

腱周组织是肌腱主要的血供来源,肌腱与皮下组织之间的间隙可以防止粘连,这一层用2-0可吸收线仔细关闭(图8-4)[5]。皮下组织用2-0可吸收编织线间断缝合,皮肤用3-0单股不可吸收线连续缝合。修复后的跟腱肿胀有可能妨碍伤口闭合,通过小腿后筋膜切开术可以解决这个问题[5]。此时必须要评估肢体的神经血管情况。用踝关节后方夹板将踝固定在中立位置,患肢用支架垫高。术后约2周时拆除缝线。

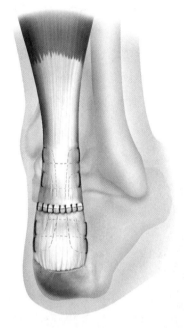

图8-3　用间断缝合进一步缝合跟腱末端

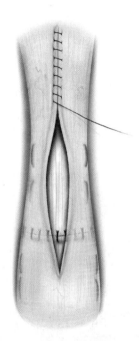

图8-4　缝合关闭腱旁组织层

康复

理疗是促进患者术后恢复活动和提高满意度必不可少的措施[27,28]。我们推荐尽早开始康复,因为与术后制动相比,术后早期活动可以明显降低并发症发生率[4,7]。长期制动会增加肌肉萎缩、关节软骨退化、骨质疏松、皮肤坏死、粘连、深静脉血栓,甚至肺栓塞等的风险[3,22]。通过一项meta分析研究证实,进行早期康复锻炼的患者,主观感受更好,而且更少发生瘢痕粘连和暂时的腓肠神经损伤(但再断裂率和表浅及深部感染率没有明显差异)[29]。

术后10～14天后去除踝关节夹板，在这期间禁止负重。去除夹板后，患者开始穿助行靴（中立位）并根据自己的承受能力逐渐负重。我们鼓励患者每天做3组踝关节锻炼，每组30次，每次在屈膝90°的情况下做踝关节主动背屈和回弹性被动跖屈运动（图8-5A、B），不允许主动跖屈（图8-5C）。主动背屈是为了提供轻柔的应力，促使胶原纤维沿应力方向愈合[13]。回弹性跖屈（非主动性）允许达到中立位置。6周后患者可以换足踝矫形器或继续穿助行靴（通常各占50%），3个月时患者不需要制动可以全负重，通常完全恢复体育运动需要6个月。

过去的5年里，一些高年资的医生已经用这项外科技术治疗了超过100例急性跟腱断裂患者。尽管手术入路靠近腓肠神经，但没有出现腓肠神经麻痹的情况，并且并发症很少，只有4例出现切口延迟愈合，没有感染或其他严重并发症。有1例再次断裂患者，是一名举重运动员，不遵从医生建议，自己在术后3个月完全恢复运动。除了1例，其他患者都完全恢复到了之前的运动水平。

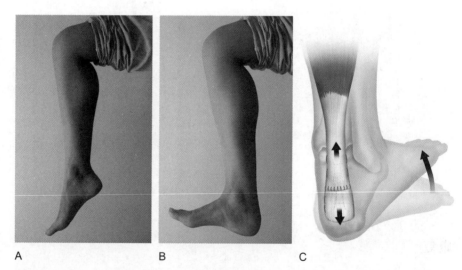

A   B   C

图8-5 （A、B）为屈膝90°下进行主动背屈和被动跖屈；每天3组，每组30次。C不允许主动跖屈

其他的手术方式

沃森（Watson）等人[30]测试了3种不同的缝合方式（Kessler，Bunnell以及Krackow锁环）来比较跟腱修复后的最初强度。锁环缝合的方法比其他两种方法明显强度更高，而其他两种彼此没有明显差异。

亚科拉（Jaakkola）和他的同事们[31]对比了用三股线缝合或只用Krackow锁环技术缝合的断裂跟腱抗张力强度。结果显示三股线缝合明显更牢固。亚科拉等人[32]通过73名跟腱断裂患者，对比了采用三股线缝合技术并早期术后踝关节活动和保守治疗并延时踝关节活动的差别，发现手术治疗缩短了制动和负重的时间，但在3.5年或更长时间的随访中，两组在美国足踝矫形协会（AOFAS）后足评分、力量强度、患者的满意度等方面没有明显差异。非手术组并发症更多，有3人发生跟腱再断裂（7.7%），而在手术组只有1人发生切口裂开（3%）。

曼德尔鲍姆（Mandelbaum）和他的同事们[12]对32名患者采用Krackow缝合技术[33]并早期术后锻炼，获得了极好的预后并且没有再断裂发生。所有患者在术后平均4个月时恢复到伤前的运动水平。12个月时，与健侧相比，在踝活动、收缩力量、耐力等方面没有明显差异。

马富利（Maffulli）等人[34]只用改良的Kessler缝合技术治疗两组患者，其中一组术后早期负重活动，另一组进行更为传统的术后治疗。两组都有极好的预后，并且没有再发生断裂，但第一组恢复工作的时间更短，而且使用的康复资源更少。不过并没能阻止腓肠肌-比目鱼肌力量减退和肌肉萎缩。

最后，斯佩克（Speck）和克劳（Klaue）采用Kessler方式缝合，并结合了简单的快速恢复方案，治疗了20名患者，均取得了极好的预后且没有再发生断裂。所有患者都恢复到了伤前的运动水平，踝关节活动范围和力量强度没有明显差异。

可能的并发症

跟腱损伤有数个可能发生的并发症。一项大型回顾性研究显示，手术治疗患者的并发症发生率约为20%，但大多数都比较轻微[35]。皮肤并发症包括瘢痕形成、切口坏死、皮肤或软组织缺损，任何一种都可能需要游离组织移植[9,36]。跟腱与其上的皮肤粘连被认为是较轻的并发症，通常不需要或只需要一点点治疗。在少数的病例中，建议手术松解和早期活动[23]。

开放式修复后，跟腱可以增厚到正常的3～4倍[34]，但是通常18个月内会消退。

踝关节僵硬是由于手术未能达到有效的跟腱长度和随后长期制动引起的。跟腱过长也是不能接受的，因为会使后蹬力不足[5]。如果6个月后没有完全恢复正常的力量,患者必须要继续康复治疗,还是存在改善的可能[9]。感染可以通过口服或静脉滴注抗生素来治疗,但外科清创可能是必需的[23]。

再断裂一般可以通过严密的术后恢复方案来防止[7]。如果不幸发生再断裂,就要像急性断裂一样来治疗。或许用踇长屈肌腱移植重建跟腱是个好的选择,因为应用这种技术没有再断裂发生的报道[10]。腓肠神经损伤和腓肠神经瘤通常发生在外侧手术入路时,然而我们依然选择外侧切口,因为只要仔细分离和分辨神经,这种并发症可以轻易地避免,而且根据我们采用这种手术入路的经验,其发生切口愈合问题的概率很小[37]。辨别出腓肠神经后,保留周围组织作为保护层很重要。在腓肠神经瘤形成的病例中,建议在皮下组织未受损的更近端位置横断腓肠神经[10]。

跟腱再断裂是手术修复效果较好的一种情况。本章描述的技术是一种相对简单而且牢靠的修复方式,而且切口并发症相对较少、较轻。术后即将踝关节置于中立位,并且早期康复锻炼对取得良好预后意义重大。

参考文献

[1] Seeger JD, West WA, Fife D, Noel GJ, Johnson LN, Walker AM. Achilles tendon rupture and its association with fluoroquinolone antibiotics and other potential risk factors in a managed care population. Pharmacoepidemiol Drug Saf, 2006, 15(11): 784-792.

[2] Maffulli N, Waterston SW, Squair J, et al. Changing incidence of Achilles tendon rupture in Scotland: a 15-year study. Clin J Sport Med, 1999, 9(3): 157-160.

[3] Tafuri SA, Daly N. Achilles tendon trauma. In: Banks AS, et al., eds. McGlamry's Comprehensive Textbook of Foot and Ankle Surgery, 3rd ed., Philadelphia, Lippincott Williams & Wilkins, 2006, 1706-1723.

[4] Wong J, Barrass V, Maffulli N. Quantitative review of operative and nonoperative management of Achilles tendon ruptures. Am J Sports Med, 2002, 30(4): 565-575.

[5] Myerson MS. Achilles tendon ruptures. AAOS Instructional Course Lectures, 1999, 48: 219-230.

[6] Wapner KL. Achilles tendon ruptures and posterior heel pain. In: Kelikian AS, ed. Operative Treatment of the Foot and Ankle. Stamford, Connecticut. APPLETON & LANGE, 1999, 369-387.

[7] Khan RJ, Fick D, Keogh A, et al. Treatment of acute Achilles tendon ruptures. A meta-analysis of randomized, controlled trials. J Bone Joint Surg [Am], 2005, 87(10): 2202-2210.

[8] Bhandari M, Guyatt GH, Siddiqui F, et al. Treatment of acute Achilles tendon ruptures: a systematic overview and metaanalysis. Clin Orthop Rel Res, 2002, (400): 190-200.

[9] Coughlin MJ. Disorders of tendons. In: Coughlin MJ, Mann RA, eds. Surgery of the Foot and Ankle, 7th ed., St Louis, Missouri. Mosby, Inc, 1999, 786-861.

[10] Wapner KL. Chronic Achilles tendon rupture. In: Nunley JA, Pfeffer GB, Sanders RW, Trepman E, eds. Advanced Reconstruction Foot and Ankle. American Academy of Orthopedic Surgery, Rosemont, 2004, 163-168.

[11] Cetti R, Christensen SE, Ejsted R, et al. Operative versus nonoperative treatment of Achilles tendon rupture. A prospective randomized study and review of the literature. Am J Sports Med, 1993, 21(6): 791–799.

[12] Mandelbaum BR, Myerson MS, Forster R. Achilles tendon ruptures. A new method of repair, early range of motion, and functional rehabilitation. Am J Sports Med, 1995, 23(4): 392–395.

[13] Speck M, Klaue K. Early full weightbearing and functional treatment after surgical repair of acute Achilles tendon rupture. Am J Sports Med, 1998, 26(6): 789–793.

[14] Assal M, Jung M, Stern R, et al. Limited open repair of Achilles tendon ruptures: a technique with a new instrument and findings of a prospective multicenter study. J Bone Joint Surg [Am], 2002, 84–A(2): 161–170.

[15] Lennox DW, Wang GJ, McCue FC, et al. The operative treatment of Achilles tendon injuries. Clin Orthop Rel Res, 1980, (148): 152–155.

[16] Ma GW, Griffith TG. Percutaneous repair of acute closed ruptured Achilles tendon: a new technique. Clin Orthop Rel Res, 1977, (128): 247–255.

[17] Zandbergen RA, de Boer SF, Swierstra BA, et al. Surgical treatment of Achilles tendon rupture: examination of strength of 3 types of suture techniques in a cadaver model. Acta Orthop, 2005, 76(3): 408–411.

[18] Kakiuchi M. A combined open and percutaneous technique for repair of tendo Achillis. Comparison with open repair. J Bone Joint Surg [Br], 1995, 77(1): 60–63.

[19] Azar FM, Pickering RM. Traumatic Disorders. In: Canale T, ed. Campbell's Operative Orthopaedics, 9th ed., St Louis, Missouri. Mosby-Year Book, Inc, 1998, 1405–1449.

[20] Levy M, Velkes S, Goldstein J, et al. A method of repair for Achilles tendon ruptures without cast immobilization. Preliminary report. Clin Orthop Rel Res, 1984, (187): 199–204.

[21] Jenkins DH, Forster IW, McKibbin B, et al. Induction of tendon and ligament formation by carbon implants. J Bone Joint Surg [Br], 1977, 59–B(1): 53–57.

[22] Canete AC, Deiparine HP. Treatment of chronic Achilles tendon rupture with triple bundle suturing technique and early rehabilitation: early results. Tech Orthop, 2006, 21(2): 134–142.

[23] Schuberth JM. Achilles tendon trauma. In: Scurran BL, ed. Foot and Ankle Trauma, 2nd ed., New York, NY. Churchill Livingstone Inc, 1996, 205–231.

[24] Miller MD, Howard RF, Plancher KD. Achilles tendon Repair. In: Lampert R, ed. Surgical Atlas of Sports Medicine. Printed in Hong Kong. Saunders. An imprint of Elsevier Science (USA), 2003, 183–186.

[25] Urbaniak JR. Repair of the flexor pollicis longus. Hand Clin, 1985, 1(1): 69–76.

[26] Tran HN, Cannon DL, Lieber RL, et al. In vitro cyclic tensile testing of combined peripheral and core flexor tenorrhaphy suture techniques. J Hand Surg [Am], 2002, 27(3): 518–524.

[27] Rajasekar K, Gholve P, Faraj AA, et al. A subjective outcome analysis of tendo-Achilles rupture. J Foot Ankle Surg, 2005, 44(1): 32–36.

[28] Dugan DH, Hobler CK. Progressive management of open surgical repair of Achilles tendon rupture. J Athl Train, 1994, 29(4): 349–351.

[29] Suchak AA, Spooner C, Reid DC, et al. Postoperative rehabilitation protocols for Achilles tendon ruptures: a meta-analysis. Clin Orthop Rel Res, 2006, 445: 216–221.

[30] Watson TW, Jurist KA, Yang KH, et al. The strength of Achilles tendon repair: an in vitro study of the biomechanical behavior in human cadaver tendons. Foot Ankle Int, 1995, 16(4): 191–195.

[31] Jaakkola JI, Hutton WC, Beskin JL, et al. Achilles tendon rupture repair: biomechanical

comparison of the triple bundle technique versus the Krakow locking loop technique. Foot Ankle Int, 2000, 21(1): 14−17.

[32] Jaakkola JI, Beskin JL, Griffith LH, et al. Early ankle motion after triple bundle technique repair vs. casting for acute Achilles tendon rupture. Foot Ankle Int, 2001, 22(12): 979−984.

[33] Krackow KA, Thomas SC, Jones LC. A new stitch for ligament-tendon fixation. Brief note. J Bone Joint Surg [Am], 1986, 68(5): 764−766.

[34] Maffulli N, Tallon C, Wong J, et al. Early weightbearing and ankle mobilization after open repair of acute midsubstance tears of the Achilles tendon. Am J Sports Med, 2003, 31(5): 692−700.

[35] Wills CA, Washburn S, Caiozzo V, et al. Achilles tendon rupture. A review of the literature comparing surgical versus nonsurgical treatment. Clin Orthop Rel Res, 1986, (207): 156−163.

[36] Stanec S, Stanec Z, Delimar D, et al. A composite forearm free flap for the secondary repair of the ruptured Achilles tendon. Plast Reconstr Surg, 1999, 104(5): 1409−1412.

[37] Calliada F, Orlandi S, Pellegrini F. [Clinico-statistical review of 74 cases of subcutaneous rupture of the Achilles tendon]. Chir Ital, 1979, 31(5): 1018−1025.

9

急性跟腱断裂后的康复治疗

阿尼什·R.卡达基亚,凯利·肖特·PT和马克·S.迈尔森

跟腱断裂的术后康复计划可以笼统地分为延迟康复锻炼或早期功能锻炼。延迟康复锻炼用石膏固定患肢,一般用于开放式修复术后,包括4～6周不负重短腿石膏固定,体位从跖屈位固定逐渐变为中立位。通常4～6周后移除短腿石膏,可以允许全负重并开始理疗[1-6]。

长期的固定虽然可以完全保护修复的跟腱,以防再断裂和修复位置的缺损,但也会引发很多并发症,例如关节纤维粘连、肌肉萎缩、深静脉血栓形成、粘连以及关节软骨退化[7-9]。长期制动会引起肌体积减小、每个肌单元产生力的能力下降以及间质纤维化[7,10]。同时制动也会影响肌腱本身,其生理特性的改变会引起抗张强度减低以及应变能力下降[11,12]。

术后治疗的目的是在保护修复部位的同时提供适合的再生条件。一项强有力的证据表明,术后固定并不能提供理想的肌腱愈合条件。格尔贝曼(Gelberman)等人[13]在犬的实验模型中证实,屈肌腱修复12周后,与术后制动相比,早期保护性被动活动能使肌腱最大负荷增加。恩韦梅卡(Enwemeka)等人[14]在鼠的实验模型中证实,早期功能活动可以增加肌腱强度,但并不增加再断裂率。愈合期间作用于肌腱的适度的外力可以促进胶原合成和纤维定向,最终提高抗张强度[13,15,16]。临床研究显示制动对于跟腱恢复是不利的,与健侧相比会减少10%～20%的强度[4,17-19]。

许多临床研究强调将早期活动作为术后康复计划的核心部分[8,19-28]。但也要考虑到早期术后运动可能会增加修复位置的缺损,从而引起跟腱过长或再断裂。而跟腱过长会导致跟腱功能减弱,使其产生张力时需要的滑动距离增加。

开放式手术修复

莫滕森（Mortensen）和詹森（Jensen）[19]做了一项前瞻性随机分组研究，以术后常规8周石膏制动为对照，评估开放式手术修复跟腱断裂后早期活动的效果。术后早期活动方案包括2周跖屈位夹板固定，以使伤口愈合。随后2周患者换上一种可以允许足背屈到中立位置的支具，术后4周时可以在中立位穿鞋负重，并且踝关节可以不限制范围的主动活动，6周时开始正常行走。结果表明，接受早期活动治疗的患者活动度损失较小，能更早的重返工作和体育运动，而且比制动组更少发生粘连，有更高的主观满意度，但在发生再断裂的数量、跟腱延伸（通过术中放置放射标记物记录）或跖屈力量等方面没有明显差异。

特罗普（Troop）等人[29]评估了13名急性跟腱断裂患者，这些患者均采用开放式手术修复，术后进行早期活动康复。平均在术后10天时，开始在理疗师监督下进行早期被动活动，平均在23天时进行关节主动活动，在3.5周时穿治疗靴中立位负重，大约7周时停止穿治疗靴。作者注意到只有一名患者因不遵从治疗方案在术后10周自己开始主动跳跃活动，发生了部分跟腱再断裂。Cybex强度试验显示，患侧跖屈力量达到健侧的92%，跖屈持续时间达到健侧的88%。

斯佩克（Speck）和克劳（Klaue）[8]对20名接受开放式修复，术后采取比较积极的康复锻炼，在术后第1天就开始穿中立位治疗靴负重并被动活动的患者进行了随访检查。这些患者在术后6周时停止穿助行鞋并开始力量锻炼，没有再断裂、皮肤坏死及瘢痕粘连发生。术后12个月进行Cybex测功实验显示，患侧与健侧的力量无明显差异。

曼德尔鲍姆（Mandelbaum）等人[24]研究了29名急性跟腱断裂患者，在接受开放式跟腱修复后进行早期功能康复。术后48 ～ 72小时，将患者术中包扎的敷料换为可拆卸夹板，从而可以允许早期一定范围内的关节活动锻炼。鼓励患者每天做4 ～ 5次，每次10° ～ 20°的背伸和跖屈运动。术后2周，患者换上可以完全跖屈但背屈在10°以内的铰链式支具，并且开始部分负重，逐渐增加至4周时中立位穿治疗靴或牛仔靴完全负重。所有患者在12个月时恢复完全活动。Cybex测功实验显示，与健侧相比，平均只有2.9%的强度和2.3%的力量损失。所有患者无再断裂或皮肤坏死发生。下面举例说明术后康复方案。

病例展示1

一名50岁既往无跟腱疼痛史的绘画设计师，在打排球时突然感到她的右下肢"砰"的一声。尽管患者经常跑步和骑车，但没有专业地打过排球。患者既往体健，无系统性疾病和用药史。体格检查发现跟腱后内侧瘀斑，在跟腱附着点近端约4 cm处可以触及凹陷，挤压腓肠肌时没有跖屈，Thompson征阳性。患者在伤后72小时接受了开放式手术治疗，手术采用Krackow缝合技术[30]，用2号不可吸收线进行缝合，以此增加内固定的稳定性[24]。

术后患者穿上保护靴，每天进行4～5次主动不负重关节活动度练习，4周时恢复中立位置开始完全负重。2周时开始按表9-1中的方案进行物理治疗，6周时停止穿保护靴，并继续物理治疗。患者在3个月时可以跑步，无任何并发症。

功能康复方案

0～2周

跟腱修复术后将患肢用大块夹板固定在20°跖屈位置，以便减轻肿胀，增加皮肤灌注。患肢不负重，并且指导患者抬高患肢来减少切口并发症。

2周

2周时，移除夹板，换上可拆卸的助行靴。这个阶段的目标是允许患者在跖屈20°位置负重。这可以通过在靴中安置一个−20°的背屈阻挡垫来实现，也可以在中立位助行靴中垫一个楔形垫使踝关节处于跖屈20°位置。如果将靴子本身置于20°跖屈位会明显影响患者步态。虽然患者在足跖屈挛缩和下肢增长的情况下可以有效地行走，但膝关节反屈会导致继发性膝关节疼痛，并且明显的双下肢不等长也可能导致继发性对侧髋关节和腰部疼痛。为了防止这种情况，靴子应该在中立位置放置合适的背屈阻挡垫，允许完全跖屈活动，通过抬高足跟来使踝处于20°跖屈位置来保护修复。

然后在理疗师的监督下开始常规的物理治疗。首先开始从跖屈20°到完全跖屈的关节活动度锻炼，同时进行环形运动（顺时针方向和逆时针方向），然后在踝关节20°跖屈位，进行内翻和外翻的肌肉等长训练。屈小腿，同时利用带重量的毛巾屈曲足趾练习（图9-1）。所有练习进行两组，每组重复10次，可以利用冷冻疗法来减轻肿胀。

表 9-1　急性跟腱断裂术后功能康复计划

术后时间（周）	负重状态	关节活动度（ROM）训练	力量训练	辅助治疗	水疗
0～2	不负重	夹板固定	无	无	无
2	渐进性负重，穿着装配楔形垫的保护靴，维持20°跖屈部分负重	背屈（-20°）/跖屈（完全）；环形运动（顺/逆时针方向都要进行）；所有训练进行2组，每组重复20次	等长内翻/外翻训练；利用带重量的毛巾屈曲足趾训练；穿戴保护靴状态下俯卧位腘绳肌腱屈曲训练；所有训练进行2组，每组重复10次	冷疗；进行软组织/瘢痕活动	无
3	在可耐受范围内逐渐增加负重	继续ROM训练；开始用毛巾辅助将踝关节牵拉至中立位	等长内翻/外翻训练以及等长跖屈/背屈训练，所有训练进行2组，每组重复20次；开始进行低阻力弹力带训练，进行2组，每组重复10次，每组重复2组；俯卧位膝关节屈曲练习进行2组，每组重复10次；穿戴保护靴状态下低负荷固定自行车训练	冷疗；进行软组织/瘢痕活动	利用漂浮设备不负重进行水疗；开始进行水中踝关节活动度，行走及慢跑训练
4～6	楔形垫支撑维持10°跖屈完全负重	继续ROM训练；在膝关节伸直和40°屈曲时继续用毛巾牵拉踝关节	按第3周所描述的方法继续等长肌肉训练；增加阻力弹力带训练，进行3组，每组重复20次；低阻力腘绳肌腱屈曲训练，进行3组，每组重复20次	开始横向纤维按摩；运用超声波、电离子导入，以及电刺激等减轻炎症反应和瘢痕形成	按第3周所描述的方法水疗
6～8	负重继续进展，维持5°跖屈，在可耐受的情况下穿鞋负重	按之前描述方法继续牵拉踝关节	穿戴保护靴状态下进行负荷增加的固定自行车训练；继续牵张和等长肌肉训练；坐在康复球上变换重心和单侧平衡训练	部分负重（PWB）闭合链跖屈强化（0°到完全跖屈）训练，坐位提踵，以及低阻力腘绳肌腱屈曲训练；中等阻力弹力带开放链强化训练；开始患肢踏步机训练	非常适合肥胖患者刚开始负重；在水中行走和站立提踵（齐腰深的水或更深）；用眼板震颤打腿
8～10	穿装配5°楔形垫的鞋全时负重	根据最终确保达到中立位背屈的目标继续ROM训练	进一步增加负荷负重；偏心强化；在可耐受的情况下进行高阻力弹力带训练；推进站立平衡训练和单足支撑（闭眼以增加难度）	根据需要继续进行	根据之前的方法继续进行；开始超等长收缩训练和保持键训练

3周

穿垫高足跟的治疗靴,使踝关节处于跖屈10°的位置负重,进行软组织和瘢痕的活动。开始进行固定自行车的低负荷运动,也可利用漂浮设备减轻患肢负重进行水疗。从术后2周时开始坚持用皮带或毛巾进行踝关节活动度练习,增加背屈至中立位(图9-2)。

通过持续的等长背屈和跖屈练习进行力量锻炼。3周时开始有轻度阻力的内翻、外翻、背屈和跖屈练习(图9-3),频率增至2组,每组重复20次。

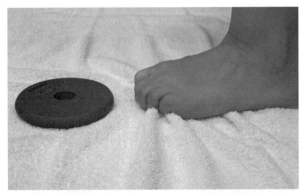

图9-1 利用带重量的毛巾进行足趾屈曲

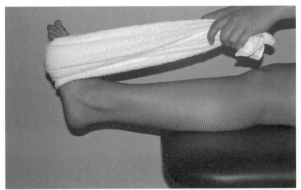

图9-2 利用毛巾进行轻柔的跟腱背屈拉伸

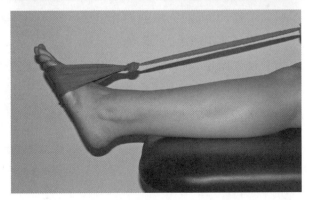

图9-3 利用有阻力的弹力带锻炼跖屈力量

4周

开始穿治疗靴中立位负重,给予轻柔的跟腱按摩以及超声波治疗和电刺激治疗,以减轻炎症和粘连形成,继续从第3周时开始的固定自行车锻炼和水疗。

利用毛巾持续拉伸跟腱。如果患者没有达到背屈中立位,则需要在站立位时进行拉伸练习。继续进行力量锻炼,并增加弹力带的阻力。在不屈踝和压迫修复部位的情况下,继续屈小腿来进行腓肠肌力量练习。此时训练增加到每天3组,每组重复做20次。

6周

停止穿治疗靴,可以在垫高足跟5°的状态下负重。继续进行从4周时开始的物理疗法和软组织活动。

患者的活动量开始明显增加,可以不穿治疗靴进行固定自行车锻炼,阻力增加至可以耐受台阶练习的程度。通过坐位抬高足跟及轻阻力下屈小腿来锻炼腓肠肌-比目鱼肌复合体力量。开始进行从脚跟到脚趾、从一侧到另一侧的重心转移步态训练。

继续进行水疗,这对于肥胖的患者非常适合,可以降低修复部位的张力,也可以帮助运动员维持他们的运动状态。治疗应该在至少齐腰深的水中进行,进行提踵站立和行走训练,用踢水板打水,并穿戴脚蹼增加阻力。

8周

主要进行腓肠肌-比目鱼肌力量强化锻炼,持续进行偏心等张运动。从双腿站立到单腿支撑进行站立平衡练习(图9-4),继续在齐腰深的水中进行肌肉增强训练,肌肉增强训练包括肌肉拉长和肌肉收缩,此训练有可能因为力量大而导致肌肉损伤,所以应该在理疗师的监督下进行。

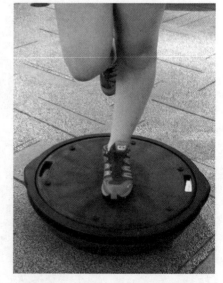

图9-4 利用健身平衡盘进行单足支撑来进行力量以及本体感觉的锻炼

10周

此时已不需要垫高足跟(表9-2),开始进行适度阻力的下蹲以免踝关节

表 9-2　急性跟腱断裂术后功能康复计划

术后时间（周）	负重状态	关节活动度（ROM）训练	力 量 训 练	辅助治疗	水疗
10 ～ 12	穿无足跟无垫高的鞋负重	站立牵拉踝关节背屈超过中立位	以蹲姿中等负荷继续固定自行车训练；通过微小扰动（有阻力弹力带，抛球等）训练站立平衡能力；站立提踵训练（偏心和同心强化）；有阻力地行走（自由运动跑步机，弹力带和滑轮）；椭圆机训练	根据需要继续进行	根据之前的方法继续进行
12 ～ 14	穿无足跟无垫高的鞋负重	全范围活动	继续固定自行车训练；继续平衡训练直至双侧功能一致；单侧提踵（偏心强化）；如果能够进行10次患肢提踵而疼痛发生较少则可能可以进展到踏步机训练，超等长收缩训练，以及开始慢跑	根据需要继续进行	如有必要，根据之前的方法继续进行

过度背屈，继续单腿站立进行同心和偏心提踵训练。开始用各种运动器材、滑轮和弹力带进行有阻力的行走训练。这时很适合用椭圆形滑步机来增加力量和关节活动范围。

水疗进一步增加有氧运动，对于运动员，这种治疗方法主要用于肌肉力量训练，这可以很好的增加运动员爆发力，但在泳池外做不安全。

12周

此时主要是帮助患者逐渐恢复正常活动。如果患者在轻度疼痛的情况下可以单腿提踵10次，则可以开始慢跑和泳池外肌肉力量训练。肥胖患者恢复可能稍微延迟，需要继续在水中治疗。

使用 Achillon® 手术修复

尽管开放式手术可以获得极好的功能预后，但也带来了可以通过非手术治疗可以避免的切口并发症的问题。为了最大化开放式修复的优点，同时最大程度降低并发症发病率，人们提出了经皮和有限开放式修复技术[9,32-34]。

经皮修复后首要关心的是修复后的强度以及其对术后康复和预后的影响。布赫格拉伯（Buchgraber）和帕斯勒（Passler）[21]对48名使用1.2 mm PDS

线经皮修复的患者进行了回顾性研究，术后18例患者使用石膏固定制动6周，另外30例进行功能康复，进行功能康复的患者在术后早期（平均术后2.7天）使用踝关节前夹板将其固定在跖屈10°～20°，然后换成一种的特殊的治疗鞋（Adimed-Stabil Ortotech，Gauting，Germany），将足跟垫高3 cm。患者穿上这种鞋后就可以允许负重，并开始肌肉等长收缩锻炼，4周时开始等速训练。结果表明功能康复组的患者重返工作的时间更短，并且视觉模拟量表结果评分更高，与石膏固定组相比，没有发生明显的跟腱过长及踝关节背屈角度增大。功能康复组有1例患者因不遵从术后康复方案，过早进行网球运动而导致再断裂。CybexII测试显示两组在跖屈力量方面没有明显差异。考虑到功能康复能使患者的主观预后更佳并且缩短恢复时间，因此作者不建议经皮修复术后使用石膏制动。

使用Achillon®系统可以通过微创来获利，并且避免腓肠神经永久损伤的风险[21,22,25,27,35-38]。该系统最初由阿萨尔（Assal）等人提出[22]，用特殊的器械将缝线放置在腱旁组织下，这样可以尽可能降低损伤腓肠神经的风险。在断裂位置做一个可以直接看见断裂跟腱的小的纵向或横向切口，确保打结3组缝线固定跟腱时断端贴合良好，修复完毕后，患者进行功能康复训练。术后，患者穿治疗靴将踝关节固定在跖屈30°位置部分负重，维持2周。3周时穿中立位的治疗靴完全负重，并开始固定自行车锻炼和关节活动度训练，8周时停止使用矫形器。82名患者平均随访26个月，没有人发生血栓、栓塞、浅表或深部感染以及腓肠神经炎。3名患者发生了再断裂（3.7%），其中2名是由于依从性差，分别提前2周和3周拆除了矫形器，导致再次跌倒所致。所有患者都重返工作，并恢复到了伤前的运动水平，包括5名瑞典国家队的击剑、武术和足球运动员。研究结果，显示单腿跳跃的平均次数没有明显的差异，患侧和健侧的最大力矩没有明显差异。

卡尔德（Calder）和萨克斯比（Saxby）评估了46名用Achillon系统修复跟腱并且术后功能康复锻炼的患者。所有患者至少随访了12个月，没有患者发生再断裂，1名切口浅表感染，2名出现了暂时的腓肠神经炎。术后，患者用矫形器将踝关节固定在20°跖屈位维持2周。3周时，开始进行关节活动度训练至中立位及物理治疗。6周时停止使用矫形器，3个月内不允许慢跑。所有患者在6个月时能做到踝关节完全背屈，并恢复了全部运动。

应用微创技术并不妨碍术后功能康复锻炼。微创技术的优点是利用小的切口，可以更早开始关节活动度训练，而没有伤口并发症或延迟愈合的重大风险。以下是应用Achillon系统修复跟腱后康复锻炼的典型病例。

病例展示2

一名21岁的大学足球队员,在训练时突然感到右小腿"砰"的一声。体格检查符合急性跟腱断裂的表现。作为一名高水平运动员,为了降低切口并发症和再断裂的风险,采用了Achillon系统进行手术治疗。在跟腱断裂位置取一个1 cm横向切口,用1号不可吸收Poly缝线固定。术后用夹板将踝关节固定在跖屈20°位,从而最大限度地增加跟腱上方皮肤灌注[31]。这名患者进行了和接受开放式手术患者相同的功能康复锻炼,但是为了降低切口并发症的风险在1周后才去除夹板,开始早期关节活动度锻炼。6个月时,与健侧相比,患肢也可以做相同数量的单腿提踵运动,并且恢复了全部的体育活动。患者感觉非常满意并且竞技水平并未下降。

跟腱止点处断裂

跟腱"套袖状"撕脱或止点处断裂是一种很少见的情况。这种断裂通常伴随着跟腱的慢性炎症和跟腱止点的退变,通常远端缺乏足够的软组织来进行直接端对端修复[26]。由于退变和跟腱远端质量较差,无论是经骨缝合,还是锚定缝合,均很难有效地将跟腱固定到跟骨,因此为了防止再断裂发生,需要改良功能康复方案。详见下面的病例展示。

病例展示3

一名27岁的职业棒球运动员,既往跟腱止点炎症病史,突发下肢急性损伤。体格检查符合跟腱"套袖状"断裂的表现,MRI显示跟腱止点处断裂,没有足够的末端组织用于端对端修复。微创技术不适合这类断裂,然而J形切口的常规修复手术很有效。手术切除跟骨粗隆表面的多余组织,然后用缝合锚将肌腱固定在跟骨表面。切除跟腱病变的部分,将近端跟腱固定到跟骨上以后,将远端断端剩余的部分修补到跟腱上,作为加强。

与标准的跟腱中间部位断裂相比,这种损伤由于跟腱质量及固定的牢固性较差,术后的康复锻炼需要保护修复的部位。术后2周时去掉夹板,换作20°跖屈位的支具或矫形器部分负重,再使用2周。4周时,穿放置了背屈阻挡物并垫高足跟使踝关节跖屈10°的铰链式矫形器,进行关节活动度练习,并根据耐受情况负重,开始主动不负重关节活动、冷冻治疗以及减少软组织和瘢痕粘连的活动。6周时，开始采用常规跟腱断裂的康复方案，康复时间延迟4周。10周时，停止穿治疗靴。考虑到这名患者是高水平运动员，积极利用水疗来促进功能最大化恢复，且不增加再断裂风险。

总结

跟腱术后功能康复锻炼带来的优点包括早期关节活动、增加愈合后的跟腱强度、减少皮肤坏死及纤维粘连[8,19,24,29]。与石膏制动的患者相比，早期的关节活动度练习并没有增加再断裂发生率[8,19,24,29]。功能康复锻炼后，患者几乎能恢复与健侧一样的力量和强度，而石膏固定者则会有10%～20%的下降[4,8,17-19,24]。以上所有预后结果的优越性，以及没有明显差异的再断裂发生率，都支持术后使用功能康复锻炼，而不是石膏固定。

参考文献

[1] Crolla R, van Leeuwen D, van Ramshort B, van der Wenken C. Acute rupture of the tendo calcaneus. Surgical repair with functional after treatment. Acta Orthop Belg, 1987, 53: 492-494.

[2] Inglis A, Scott W, Sculco T. Ruptures of the tendo Achilles. J Bone Joint Surg, 1970, 58: 990-993.

[3] Kellam J, Hunter G, McElwain J. Review of the operative treatment of Achilles tendon rupture. Clin Orthop Rel Res, 1985, 201: 80-83.

[4] Haji A, Sahai A, Symes A, Vyas J. Percutaneous versus open tendo achillis repair. Foot Ankle Int, 2004, 25(4): 215-218.

[5] Goren D, Ayalon M, Nyska M. Isokinetic strength and endurance after percutaneous and open surgical repair of Achilles tendon ruptures. Foot Ankle Int, 2005, 26(4): 286-290.

[6] Wills C, Washburn S, Caiozzo V, Prietto C. Achilles tendon rupture. A review of the literature comparing surgical versus nonsurgical treatment. Clin Orthop Rel Res, 1986, 207: 156-163.

[7] Booth F. Physiologic and biochemical effects of immobilization muscle. Clin Orthop Rel Res, 1987, 219: 15-20.

[8] Speck M, Klaue K. Early full weightbearing and functional treatment after surgical repair of acute Achilles tendon rupture. Am J Sports Med, 1998, 26(6): 789-793.

[9] Ma G, Griffith T. Percutaneous repair of acute closed ruptured Achilles tendon. Clin Orthop Rel Res, 1977, 128: 247-255.

[10] Qin L, Appell H, Chan K, Mafulli N. Electrical stimulation prevents immobilization atrophy in skeletal muscle of rabbits. Arch Phys Med Rehabil, 1997, 78(5): 512-517.

[11] Akeson W, Woo S, Amiel D, Coutts R, Daniel D. The connective tissue response to immobility: biochemical changes in periarticular connective tissue of the immobilized rabbit knee. Clin Orthop Rel Res, 1973, 93: 356-362.

[12] Yamamoto E, Hayashi K, Yamamoto N. Mechanical properties of collagen fascicles from stress-shielded patellar tendons in the rabbit. Clin Biomech, 1999, 14: 418-425.

[13] Gelberman R, Woo S, Lothringer K, Akeson W, Amiel D. Effects of early intermittent passive mobilization on healing canine flexor tendons. J Hand Surg [Am], 1982, 7(2): 170–175.

[14] Enwemeka C, Spielholz N, Nelson A. The effect of early functional activities on experimentally tenotomized Achilles tendons in rats. Am J Phys Med Rehabil, 1988, 68: 264–269.

[15] Gelberman R, Menon J, Gonsalves M, Akeson W. The effects of mobilization on the vascularization of healing flexor tendons in dogs. Clin Orthop Rel Res, 1980, 153: 283–289.

[16] Kellet J. Acute soft tissue injuries—a review of the literature. Med Sci Sports Exerc, 1986, 18: 489–500.

[17] Bradley J, Tibone J. Percutaneous and open surgical repairs of Achilles tendon ruptures. A comparative study. Am J Sports Med, 1990, 118: 188–195.

[18] Nistor L. Surgical and non-surgical treatment of Achilles tendon rupture. J Bone Joint Surg, 1981, 63: 394–399.

[19] Mortensen N, Jensen P. Early motion of the ankle after operative treatment of a rupture of the Achilles tendon. A prospective, randomized clinical and radiographic study. J Bone Joint Surg, 1999, 81(7): 983–990.

[20] McComis GP, Nawoczenzki DA, Dehaven KE. Functional bracing for rupture of the Achilles tendon. Clinical results and analysis of ground-reaction forces and temporal data. J Bone Joint Surg, 1997, 79(12): 1799–1808.

[21] Buchgraber A, Passler HH. Percutaneous repair of Achilles tendon rupture: immobilization versus functional postoperative treatment. Clin Orthop Rel Res, 1997, 341: 113–122.

[22] Assal M, Jung M, Stern R, Rippinstein P, Delmi M, Hoffmeyer P. Limited open repair of Achilles tendon ruptures: a technique with a new instrument and findings of a prospective multicenter study. J Bone Joint Surg, 2002, 84(2): 161–170.

[23] Shilders E, Bismil Q, Metcalf R, Marynissen H. Clinical tip: Achilles tendon repair with accelerated rehabilitation program. Foot Ankle Int, 2005, 26(5): 412–415.

[24] Mandelbaum BR, Myerson MS, Robert F. Achilles tendon ruptures. A new method of repair, early range of motion, and functional rehabilitation. Am J Sports Med, 1995, 23(4): 392–395.

[25] Calder J, Saxby T. Early, active rehabilitation following mini-open repair of Achilles tendon rupture: a prospective study. Br J Sports Med, 2005, 39: 857–859.

[26] Bibbo C, Anderson RB, Davis WH, Agnone M. Repair of the Achilles tendon sleeve avulsion: quantitative and functional evaluation of a transcalcaneal suture technique. Foot Ankle Int, 2003, 24(7): 539–544.

[27] Calder J, Saxby T. Independent evaluation of a recently described Achilles tendon repair technique. Foot Ankle Int, 2006, 27(2): 93–96.

[28] Gorschewsky O, Pitzl M, Putz A, Klakow A, Neumann W. Percutaneous repair of acute Achilles tendon rupture. Foot Ankle Int, 2004, 25(4): 219–224.

[29] Troop RL, Losse GM, Lane JG, Robertson DB, Hastings PS, Howard ME. Early motion after repair of Achilles tendon rupture. Foot Ankle Int, 1995, 16(11): 705–709.

[30] Krackow K, Thomas S, Jones L. A new stitch for ligament-tendon fixation. Brief note. J Bone Joint Surg, 1986, 68: 764–766.

[31] Poynton A, O'Rourke K. An analysis of skin perfusion over the Achilles tendon in varying degrees of plantarflexion. Foot Ankle Int, 2001, 22(7): 572–574.

[32] Delponte P, Potier L, de Poulpiquet P, Buisson P. Treatment of subcutaneous ruptures of the Achilles tendon by percutaneous tenorrhaphy. Rev Chir Orthop, 1992, 78: 404–407.

[33] Fitz Gibbons R, Hefferon J, Hill J. Percutaneous Achilles tendon repair. Am J Sports Med, 1993, 21: 724−727.

[34] Kakiuchi M. A combined open and percutaneous technique for repair of tendo Achillis. Comparison with open repair. J Bone Joint Surg, 1995, 77B: 60−63.

[35] Aracil J, Pina A, Lozano J, Torro V, Escriba I. Percutaneous suture of Achilles tendon ruptures. Foot Ankle, 1992, 13: 350−351.

[36] Rowley D, Scotland T. Rupture of the Achilles tendon treated by a simple operative procedure. Injury, 1982, 14: 252−254.

[37] Steele G, Harter R, Ting A. Comparison of functional ability following percutaneous and open surgical repairs of acutely ruptured tendons. J Sport Rehabil, 1993, 2(115−127).

[38] FitzGibbons R, Hefferon J, Hill J. Percutaneous Achilles tendon repair. Am J Sports Med, 1993, 21: 724−727.

第三部分

慢性损伤

10

解剖重建治疗慢性跟腱过长

贝亚特·汉特曼和马库斯·克努普

虽然跟腱断裂是一种相对常见的损伤,但被首诊医生延迟诊断或漏诊却经常发生。英格利斯(Inglis)和斯库尔科(Sculco)[1]曾报道167名跟腱断裂患者中有38人(23%)最初被漏诊。这导致患者一开始就接受不适当的治疗,使得跟腱不完全或有缺陷的愈合,典型表现为跟腱过长以及跟腱部分或完全的慢性断裂。跟腱退变疾病也可以导致相似的功能障碍。

对于上述问题的治疗通常难度很大,连接已经产生的缺损需要扩大手术入路。为了达到这个目的,已知的各种操作技术可以大致被分为3类。

1. 一期修复,有可能修复2 cm以内的缺损。

2. 通过筋膜前移延长(V-Y成形术或腓肠肌-比目鱼肌筋膜移植)或局部肌腱移植。

3. 人工的或异体移植物重建。

肌腱移植物包括腓短肌腱[2,3]、趾长屈肌腱[4]或跗长屈肌腱[5-8]。这种手术的缺点是其他健康的结构(例如屈肌腱)会被牺牲,这些结构的缺失有可能导致踝关节不稳定和由于缺乏后蹬力造成的步态改变。亚伯拉罕(Abraham)和潘科维奇(Pankovich)[9]提出了解剖功能重建技术,他们建议V-Y前移成形术,而博斯沃思(Bosworth)建议转位手术。所有这些技术都可以通过跗肌腱加强补充。目前,已经有一些使用人工的或生物学材料移植物的尝试[11],然而,还没有关于这些技术的长期研究的文章发表。

慢性跟腱断裂的发病机制

相比于通常是由外伤引起的急性的跟腱断裂,自发性的跟腱断裂更加难以察觉。这可能与多种病因有关,例如炎症、自身免疫因素[12]、遗传性的胶原蛋白异常[13]、感染性疾病[14,15]以及神经系统因素,这些潜在的疾病有可能会使跟腱受到较小的创伤后容易自发地断裂[16]。还有一个可能的易发因素是随着年龄增加,跟腱血供减少。这一点已被证实,因为与其他部分相比,乏血管区域的跟腱更易发生断裂[17,18]。

已经证实注射皮质醇会增加跟腱断裂的风险[18],皮质醇的抗炎止痛的作用有可能会掩盖跟腱损伤的症状,使得患者在跟腱损伤的情况下仍维持高水平运动。而且皮质醇还会干扰肌腱愈合,腱内注射皮质醇会导致跟腱约14天的脆弱期[19]。跟腱断裂与胶原坏死直接相关,而跟腱强度的恢复归因于非细胞不规则的胶原团块的形成。氟喹诺酮类抗生素,例如环丙沙星,近来也被视为是跟腱断裂的病因之一[20]。

坎努斯(Kannus)和乔萨(Jozsa)[21]研究了891名自发性跟腱断裂的病理改变,所有的探查研究显示均发生组织学改变,其中97%的是退行性变。最常见的退变是缺氧变性,伴随着线粒体形状和大小的改变、肌腱细胞细胞核的异常以及偶发的细胞质内或线粒体内钙离子堆积。退变进一步发展,则可观察到低氧或脂质空泡以及异常的胶原纤维,纤维的直径、角度、分裂和分解均发生异常改变。作者也注意到了血管改变,在891名跟腱断裂患者中,62%的跟腱或腱旁组织血管因为动脉内膜与中膜增厚而导致管腔变窄。通过对跟腱断裂者的观察,血流减少和随之而来的缺氧以及代谢的改变,可能是退行性变的促成因素。

所有这些导致跟腱质量减低和愈合能力下降的因素,均是慢性跟腱断裂治疗的挑战。

诊断

最常用的跟腱病诊断方法是对患者的病史进行全面评估,并仔细地进行临床检查以鉴别跟腱的任何疼痛和压痛,并且应明确患者是在运动过程中疼痛还是休息时疼痛。体格检查时应使患者处于俯卧位,双足悬垂在检查台边缘(图10-1)。当轻柔地主动或被动活动踝关节时,全面地触诊腓肠肌-比目鱼肌肌腱复合体。在慢性跟腱疾病患者中,小腿肚萎缩很常见,这可以通过测量患侧与健侧小腿最大周径对比得知。应当记录有无压痛、捻发音、皮温增高、肿胀、结节或缺损。

无论部分或全部的慢性断裂,体格检查总会发现局部的肿胀、压痛,偶尔也会发现结节或无痛性缺损（图10-2）。慢性跟腱断裂通常会导致比目鱼肌和腓肠肌复合体过长，小腿三头肌的跖屈力有可能减弱，但会保留一定的力量。在大多数病例中，患者可以做到单腿提踵站立，然而，足跟只能抬高到一定距离以及维持较短时间（与未受影响的对侧相比）。患者坐起并保持双足悬在检查台边缘，相比于健侧，患侧踝关节被动背屈角度增大预示着比目鱼肌复合体过长。如果膝关节完全伸直也能观察到此差异，则说明腓肠肌复合体过长如果是这样，患者双脚站立时通畅可以看到膝关节过伸。

　　两种显示跟腱图像最佳的影像学检查方法是超声和MRI（图10-3）。

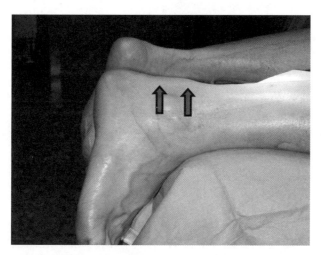

图10-1　患者俯卧位，将双足悬在检查台外缘，从内侧或外侧进行检查，可见跟腱肥厚或缺损凹陷（箭头所指）

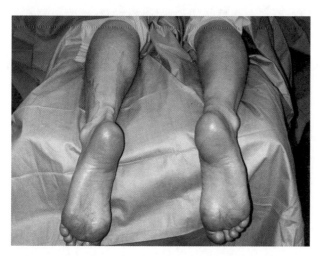

图10-2　从后面观，可见一结节和无痛的缺损（与图10-1为同一患者）

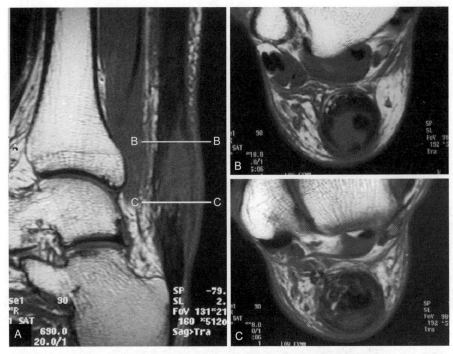

图10-3 这是一个38岁的足球运动员,在12个月前遭遇外伤,MRI显示跟腱完全断裂(A),跟腱的深部在靠近远端附着点的位置广泛缺损(B),跟腱浅部则在更近端部位断裂(C),临床检查常常难以发现浅部断裂。B-B线和C-C线分别对应图B和图C所示的横断面水平

近来两种技术的进步已经大幅提高了我们识别跟腱病理改变的能力。超声是测量跟腱厚度和完全断裂后缺损大小的最可靠技术(图10-4),而且它可以动态检查,但这需要丰富的经验去操作探头和正确的解释图像。

MRI在检查不完全跟腱断裂和评估慢性退行性改变的不同阶段等方面具有明显优势,而且诊断部分断裂再次发生时,也可以用它来监测跟腱愈合情况。MRI也许不能给出完整的诊断,但它通常有助于针对病因选择合适的手术方案。

在大多数病例中,X线并不能提供更多的信息,通常也无助于诊断,但它可以证实跟腱内钙化灶,并用于排除跟骨结节撕脱。

术后的病理结果可以用于确定诊断,这也是明确跟腱潜在异常的唯一方法。

手术重建的适应证和禁忌证

慢性病变的局部受累组织愈合能力很差,而且受累组织通常位于跟腱

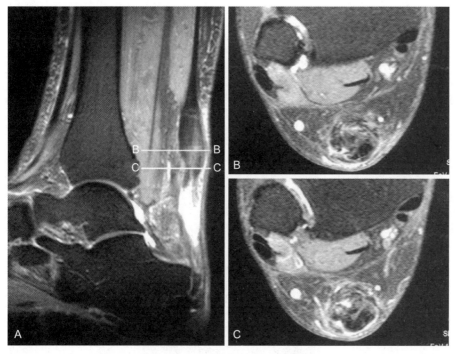

图10-4 （A）这是一个43岁的跑步者，9个月前扭伤踝关节，MRI显示跟腱的不完全断裂（B、C），跟腱缺损已经被肥厚的瘢痕组织充填，而这也导致了临床诊断为跟腱炎

分水岭区域[17]。因此所有跟腱中间部位慢性断裂的病例均应考虑手术重建，因为非手术治疗不太可能带来功能满意的预后，只对有手术禁忌证的患者，才考虑使用保守治疗。使用高帮鞋、保护靴或者支具有可能减轻疼痛。然而，在多数病例中，保守治疗由于跟腱过长而无法恢复后蹬力。

术前分析

有些患者为缓解症状可能有可的松用药史，因为其可能导致跟腱变性，所以在进行重建手术术前计划时应当充分考虑这一点。其他的特殊情况还包括系统性疾病（糖尿病、血清反应阴性的炎症性疾病、脊柱关节病或肉瘤样病变）和手术之前局部的感染。外科医生应该认真地评估所有风险因素以防将对他的干预治疗置于危险之中，这也包括了吸烟或者慢性动、静脉疾病患者。有严重血管性疾病和感觉运动障碍的患者，如周围神经病变或帕金森病，应排除手术治疗。

手术技术

患者取俯卧位，双腿均做术前准备，用消毒巾单覆盖置于无菌区域，来确定休息时合适的跟腱张力以及必要时取健侧跖肌腱作为移植物[22]。

取后正中切口(图10-5),确认并牵开腓肠神经。通常大多数腱旁组织会因增生或瘢痕形成需要切断,然后小心的游离跟腱,去除所有肉眼可见的病变组织,接着测量缺损的长度,并据此决定术式(例如端-端吻合、V-Y延长术或跖肌腱移位翻转术),2 cm以内的缺损通常可以通过端-端吻合修复,特别是伤后3个月内接受治疗的患者。对于超过2 cm的缺损,通常需要填补缺损以防造成早期再次断裂或马蹄足的风险。

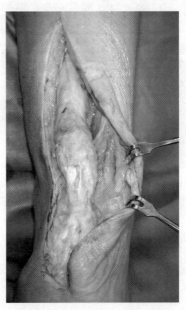

图10-5　取跟腱后正中切口暴露瘢痕化的跟腱及缺损,该切口能确保去除所有的瘢痕组织直至显露正常的跟腱近端和远端断端组织

术后管理

利用加压包扎和夹板固定维持2～5天以减轻肿胀,然后用可部分负重的短腿石膏将踝关节维持在跖屈10°位置保护重建的跟腱,2周后更换石膏以方便拆除缝线。石膏制动的时间取决于腓肠肌萎缩的程度和跟腱断裂的时间,通常跟腱断裂超过6个月以上需要更长的制动时间。如果重建的跟腱达到了较好的初始强度,6周后可以去掉固定石膏,允许穿着市场上能买到的垫高后跟的保护鞋完全负重活动。术后8周建议患者进行力量和步态的康复训练,但是就像下面的病例展示中提到的,术后应当限制体育活动至少6个月。

病例展示

一名52岁的患者在打排球时左跟腱断裂,采取经皮缝合治疗,术后将足固定在跖屈20°位置2周,然后在10°位置固定2周,最后中立位置固定4周。

尽管术后积极康复锻炼,但患者小腿三头肌持续无力并抱怨走路时感到疼痛,无法进行跑步和其他强度较大的运动。

14个月后,临床检查显示他的左小腿肚萎缩,无法抬高左足跟,与健侧相比明显无力。触诊发现跟骨结节上方有约3 cm的缺损,MRI显示跟腱缺损超过5 cm。

手术探查显示瘢痕化的跟腱以及上次手术遗留的缝线。切除了所有瘢痕组织,并清理了近端跟腱断端,远端跟腱断端因为组织质量较差而被切除,整体缺损有7 cm长(图10-6A)。

进一步暴露跟腱近端肌腱-肌肉复合体,近腓肠肌肌腹部位V形切开肌腱,锐性分离肌腱,将末端小心地向远端牵拉,并保持与深部比目鱼肌的连接,从而获得了长约6 cm的肌腱-肌肉复合体。采用侧对侧吻合固定延长的肌腱,实现Y形重建。然后将从健侧取得的跖肌腱穿过跟骨结节上的一个预钻好的4.5 mm的水平孔,该孔要尽量靠近跟骨结节后方以获得旋转轴的

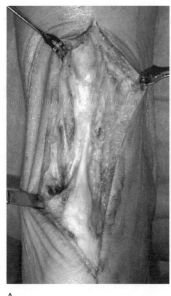 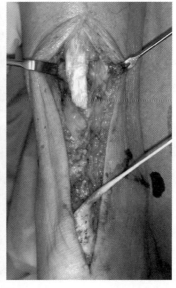

A　　　　　　　　B

图10-6　(A)如果跟腱的缺损太长而不能通过V-Y延长重建,这种情况通常在缺损超过7 cm时出现,这时可以用一段1 ~ 1.5 cm宽的肌腱条翻转而进行桥接。(B)在这个64岁患者的病例中,将完整的跖肌肌腱从近端切断,然后被用来进行跟腱的重建强化

最大杠杆力。

另外，在跟骨结节后方中心置入一个缝合锚，然后向远端牵拉肌腱，利用缝合锚和经骨缝合将其固定在跟骨结节上。然后将跖肌腱编织在重建的肌腱上以提高重建跟腱在跟骨的附着力和强度（图10-6B）。

术后治疗包括在踝关节跖屈15°位置石膏固定2周，然后中立位固定6周。术后8周开始康复训练以增强小腿三头肌的力量、改善步态和恢复协调性。6个月时，用MRI评估重建肌腱的愈合情况，显示从远端止点到近端V-Y延长点之间有一条增厚的连续肌腱。这时可以允许进一步的体育运动，但不允许身体接触的项目。

经过1年的随访，患者仍感到力量不足（相比对侧降低了36%），这是一位没有参与治疗过程的神经科医生测量的。然而患者仍然非常满意，因为重获的功能足以应对日常的生活和体育活动。2年时，力量不足减少至18%，患者在术后19个月完成了他的首次马拉松比赛，术后23个月完成了首次三项全能运动。

初步的结果

作者用上述的方法一共治疗了33名患者，最后的一次随访是平均47个月以后，目前为止尚未发现再次断裂者。临床评估显示重建的跟腱与健侧相比跖屈力量无明显差异[22]。

并发症仅限于切口愈合问题（4例），其中1例需要做灌洗和清创术。然而在跟腱慢性断裂重建的过程中存在很大风险，包括切口裂开、感染、再断裂以及腓肠神经损伤等。此外，还有因跟腱过度延长造成的后蹬力下降或因继发肌腱过紧造成的马蹄足等后遗症。另一个潜在的并发症是在V-Y延长过程中因过度牵拉造成腓肠肌-比目鱼肌肌腱部分与深层的肌肉部分分离，因此我们将这项手术的适应证限制在6 cm以内的缺损。

作者的经验

由于在很多病例中需要扩展手术切口和强化重建，因此慢性跟腱断裂的重建就变得十分有挑战性。通常缺损的范围只有在术中才能看到，因此术前计划的制订很困难。此外，既往的手术和可的松注射都会严重影响软组织条件，造成愈合能力下降。

　　为了避免牺牲一条屈肌腱(例如踇长屈肌腱、腓骨短肌腱),我们常规使用V-Y延长术或翻转重建术。尽管为了完成上述操作扩大暴露很有必要,但是我们目前已经成功的运用此技术且仅有极少并发症。然而,在有严重萎缩或软组织情况很差的条件下,特别是断裂超过6个月时,手术治疗会很困难,采用上述的任何操作技术其再断裂率也会很高。如果对这种病例采取重建术,很有可能导致马蹄足后遗症。这时可以通过延长石膏制动时间来调整术后治疗。我们发现即使跟腱断裂12个月或者更长,仍然可以通过术后延长康复过程来获得良好的功能。

参考文献

[1] Inglis AE, Sculco TP. Surgical repair of ruptures of the tendo Achillis. Clin Orthop, 1981, 156: 160-169.

[2] Perez Teuffer A. Traumatic rupture of the Achilles tendon. Reconstruction by transplant and graft using the lateral peroneus brevis. Orthop Clin North Am, 1974, 5(1): 89-93.

[3] Turco VJ, Spinella AJ. Achilles tendon ruptures—peroneus brevis transfer. Foot Ankle, 1987, 7(4): 253-259.

[4] Mann RA, Holmes GB, Seale KS, Collins DN. Chronic rupture of the Achilles tendon: a new technique of repair. J Bone Joint Surg, 1991, 73A(2): 214-219.

[5] Kann JN, Myerson MS. Surgical management of chronic ruptures of the Achilles tendon. Foot Ankle Clin, 1997, 2: 535-545.

[6] Wapner KL, Hecht PJ, Mills RH. Reconstruction of neglected Achilles tendon injury. Orthop Clin North Am, 1995, 26(2): 249-263.

[7] Wapner KL, Pavlock GS, Hecht PJ, Naselli F, Walther R. Repair of chronic Achilles tendon rupture with flexor hallucis longus tendon transfer. Foot Ankle, 1993, 14(8): 443-449.

[8] Wilcox DK, Bohay DR, Andersen JG. Treatment of chronic Achilles tendon disorders with flexor hallucis longus tendon transfer/augmentation. Foot Ankle Int, 2000, 21(12): 1004-1010.

[9] Abraham E, Pankovich AM. Neglected rupture of the Achilles tendon. Treatment by V-Y tendinous flap. J Bone Joint Surg, 1975, 57B(2): 253-255.

[10] Bosworth DM. Repair of defects in the tendo achillis. J Bone Joint Surg, 1956, 38A(1): 111-114.

[11] Jennings AG, Sefton GK. Chronic rupture of tendo Achillis. Long-term results of operative management using polyester tape. J Bone Joint Surg, 2002, 84B(3): 361-363.

[12] Dodds WN, Burry HC. The relationship between Achilles tendon rupture and serum uric acid level. Injury, 1984, 16: 94-95.

[13] Dent CM, Graham GP. Osteogenesis imperfecta and Achilles tendon rupture. Injury, 1991, 22: 239-240.

[14] Arner O, Lindholm A, Orell SR. Histologic changes in subcutaneous rupture of the Achilles tendon. A study of 74 cases. Acta Orthop Scand, 1995, 116: 484-490.

[15] Maffulli N, Irwin AS, Kenward MG, Smith F, Porter RW. Achilles tendon rupture and sciatica: a possible correlation. Br J Sports Med, 1998, 32: 174-177.

[16] McMaster PE. Tendon and muscle ruptures. Clinical and experimental studies on the causes and location of subcutaneous ruptures. J Bone Joint Surg, 1933, 15: 705-722.

[17] Lagergren C, Lindholm A. Vascular distribution in the Achilles tendon. An angiographic and microangiographic study. Acta Orthop Scand, 1958, 116: 491–496.

[18] Maffulli N. Current concepts review: rupture of the Achilles tendon. J Bone Joint Surg, 1999, 81A: 1019–1036.

[19] Kennedy JC, Willis RB. The effects of local steroid injections on tendon: a biomechanical and microscopic correlative study. Am J Sports Med, 1976, 4: 11–21.

[20] Royer RJ, Pierfitte C, Netter P. Features of tendon disorders with fluoroquinolones. Therapie, 2006, 49: 75–76.

[21] Kannus P, Jozsa L. Histopathological changes preceding spontaneous rupture of a tendon. A controlled study of 891 patients. J Bone Joint Surg, 1991, 73A(12): 1507–1525.

[22] Valderrabano V, Hintermann B, Csizy M. Anatomic reconstruction of chronic Achilles tendon ruptures. Rational and mid-term results. Am J Sports Med, submitted.

[23] Knupp M, Hintermann B. Anatomic repair of the intermediate chronic Achilles tendon rupture. Tech Foot Ankle Surg, 2005, 4(3): 138–142.

肌腱转位法治疗慢性跟腱断裂

安德鲁·M.埃伯特和罗伯特·B.安德森

介绍

跟腱完全断裂后延误治疗并不罕见,因为约20%患者在最初检查中被误诊[1]。已有学者提出各种关于什么是慢性或迟发的跟腱断裂的定义。一个功能性的定义是指跟腱断裂后短时间内未能治疗以致不能直接修复。大多数人倾向于将跟腱完全断裂超过4～6周未治疗视为慢性跟腱断裂[2]。慢性跟腱断裂的发病率在男性女性中相同,平均年龄在35～60岁。被忽视的急性断裂病例通常有急性疼痛或小腿感到有"砰"的一声并随之无力的病史。但是,那些反复发生跟腱部分断裂的患者的病史通常不典型。而那些有结缔组织疾病或慢性跟腱病的患者,往往长期存在间歇性疼痛和渐进性肌无力的病史。功能减退是逐渐延长的肌肉肌腱单元的反馈。还有一些患者可能有长期喹诺酮用药史、腱内可的松注射史或类固醇滥用史[3,4]。

在所有病例中,患者最终表现为明显的跖屈无力,他们通常抱怨后蹬无力,尤其在爬楼梯或步行上山时表现明显,不对称的小腿肌肉萎缩也很常见。被忽视的急性跟腱断裂患者常在跟腱断端上方可见局限性的皮肤凹陷。然而,那些慢性跟腱病导致跟腱延长的患者则可能由于广泛的肌腱增厚而不出现缺损。需要注意的是当瘢痕组织连接肌腱断端时,Thompson挤压试验阴性。

尽管大多数情况下通过病史和体格检查就能明确诊断慢性跟腱损伤,但影像学资料对手术计划很有帮助。X线检查可以显示跟骨撕脱或跟腱远端的钙化灶向近端回缩。MRI可以量化跟腱回缩的长度,跟腱病变、纤维化、脂肪浸润的范围以及确定断裂位置。所有这些资料对于术前计划都是必不可少的[5,6]。

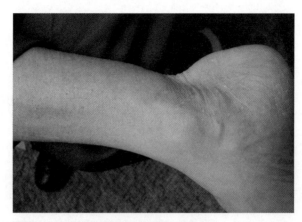

图11-1　慢性跟腱断裂处凹陷的皮肤

治疗

治疗慢性跟腱断裂的困难很难克服。尽管非手术治疗无法纠正明显的功能缺失，但对于有手术禁忌证的患者可以有一定程度的缓解。对已知有血管性疾病、活动性感染、控制差的系统疾病（例如类风湿关节炎）的患者以及功能需求低的老年人可以采用非手术治疗。对于有皮肤疾病或上次手术或外伤遗留有瘢痕的患者同样也应在手术前慎重考虑。对这些患者而言，相比手术治疗所要承担的风险，保守治疗包括支具、石膏、理疗等可能是患者的首选[6,7]，但是，支具无法矫正由于跟腱过长引起的步态异常，因为支具很难阻止踝关节过度背屈，也无法消除跖屈。

多数有明显功能障碍的慢性跟腱断裂患者，最好接受手术治疗，采用的手术方法要遵循许多关键的原则。跟腱断端之间的缺损和剩余的腓肠肌-比目鱼肌肌肉组织的状况都必须考虑到。对于跟腱缺损或病变小于6 cm且腓肠肌没有过度萎缩的病例，前移术很有帮助并可以避免肌腱转位，目的只为了填补缺损（参考第10章关于前移术的讨论）。

肌腱转位

长时间的跟腱断裂并伴有明显肌肉萎缩和肌腱挛缩的患者通常需要肌腱转位。当肌腱缺损或病变超过6 cm或肌肉条件较差时，推荐进行肌腱转位，这不仅是为了恢复功能，也是为了有效填补缺损。

肌腱转位被用来治疗急性和慢性跟腱断裂已有很长的时间了，但是各种肌腱转位的技术也是各不相同。库格林（Coughlin）[8]注意到在1931年普拉特（Platt）[9]描述了使用胫后肌腱加强跟腱修复的方法，随着损害更小的转位技术的发展,此项转位技术已经失去青睐,一些作者开始探索使用跖肌腱转位术治疗跟腱断裂[10,11]。由于跖肌腱有可能被包裹进瘢痕组织或因为体积小而完全消失,因此它也并不被认为是慢性跟腱断裂好的转位肌腱。

腓骨短肌转位

图尔特(Turco)和斯皮内拉(Spinella)[12]受到之前报道的启发,描述了将腓短肌腱穿过跟骨治疗跟腱断裂的方法。辨认出腓骨短肌后,将其从第五跖骨基底部止点处游离,然后将腓短肌腱穿过跟骨上一个从外向内的孔,接着将肌腱与跟腱缝合,将断裂的缺损修补。作者的报道包括了40名急性、慢性和再次跟腱断裂的患者,似乎都取得了不错的治疗结果,但是腓骨短肌的牺牲损害了足外翻及外踝的稳定性,并且修补后不能使跟腱与足底屈肌"同相"跖屈。

趾长屈肌转位

1911年,曼(Mann)等[13]描述了用趾长屈肌腱转位治疗慢性跟腱断裂。采用后内侧切口,清除跟腱断端之间的纤维组织,在足部内侧缘取第二个切口,在henry结节分叉处的近端来获取趾长屈肌腱,将趾长屈肌腱远端断端缝合到邻近的踇长屈肌腱上,使小脚趾趾间关节维持在伸直中立位。将趾长屈肌腱近端拉至后内侧切口近端,神经血管束的后方,然后将其由内向外穿过跟骨预钻孔,再与其自身缝合。作者报道了7名接受这项技术治疗的患者,其中6人取得了良好的预后,并且没有因为趾长屈肌腱转位遗留小趾后遗症。

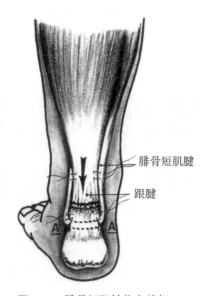

腓骨短肌腱

跟腱

图11-2 腓骨短肌转位和编织

蹞长屈肌转位

经过瓦普纳（Wapner）等人[14,15]的推广，蹞长屈肌腱已经是目前肌腱转位治疗慢性跟腱断裂的主要选择。这项转位技术已经被大量研究证实可靠，并且有数个其他肌腱转位技术所没有的优点。就像西尔弗（Silver）等人[16]强调的，蹞长屈肌的跖屈力量仅次于腓肠肌-比目鱼肌复合体，通过对比，趾长屈肌跖屈力量是蹞长屈肌的50%，而腓短屈肌约为其的70%。蹞长屈肌与跟腱的收缩力方向更为接近，而且与腓肠肌-比目鱼肌复合体原本的作用时相一致。这样就避免了用外翻肌代替跖屈肌所导致的功能不协调，就像我们在腓骨短肌转位中看到的那样，并且腓骨短屈肌是足外翻的一块主要的肌肉，它的牺牲会带来相应的问题，但牺牲了蹞长屈肌腱后患者很少会感觉到蹞趾屈力下降[17]。

蹞长屈肌腱可以通过足底的或足内侧的单独切口取得，也可以通过暴露断裂跟腱的后内侧切口取得。尸检研究证实，从足的远端获取跟腱可以额外取得10～12 cm肌腱，这对于有明显跟腱缺损且残端质量较差的病例非常有帮助。此额外获得的肌腱可以编制在跟腱的残余部分上作为跟腱替代物，这样有活性的肌腱转位既能填补缺损又具有一定的功能。通常情况下，前移术可以牢靠地修复跟腱，但是如果腓肠肌-比目鱼肌萎缩，外科医生可能会觉得需要加强跖屈力量，在这种病例中，就可以避免第二个切口，而从后内侧切口获取蹞长屈肌腱并固定在跟骨上。

经典的双切口蹞长屈肌转位是在患者俯卧位操作的（图11-3）。沿着第一跖骨下缘做中足内侧切口，将外展肌翻向掌侧，辨认蹞长屈肌腱和趾长屈肌腱，然后保持足趾中立位，在尽可能远端的位置将它们固定在一起，接着横断蹞长屈肌腱，游离趾长屈肌腱和蹞长屈肌腱之间所有的腱内连接

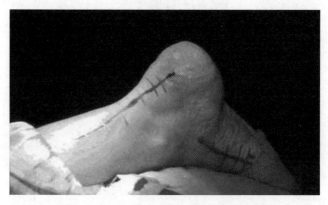

图11-3 双切口蹞长屈肌转位的体位和切口

（图11-4）。沿跟腱内侧做踝关节后内侧切口作为第2个切口，找到跟腱断端，清除增生长入的纤维组织直至健康的跟腱组织，打开后间室筋膜，然后将切断的姆长屈肌腱拉至术野范围。在跟骨上方和内侧打孔并连通，再将姆长屈肌腱穿过这条骨通道，然后将肌腱折回与它自身缝合或与跟腱残留部分缝合（图11-5）。跟腱应该在足15°跖屈位置时达到最大紧张度。健侧下肢也要行术前准备，以便术中对比跟腱的张力。相比而言，当下肢处于跖屈休息位时，重建一侧的张力应当与对侧相当或稍高。术后在跖屈位固定4周，不负重，然后再换短腿行走支具固定4周，第8周开始通过提踵运动来进行关节活动度和力量训练，6个月以内禁止剧烈运动。

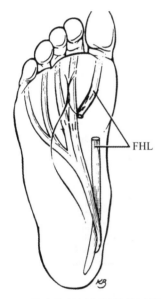

图11-4 获取姆长屈肌腱并将远端断端固定在趾长屈肌上

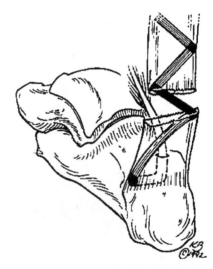

图11-5 在跟骨上方和内侧打孔并连通，将姆长屈肌腱通过此通道编织在跟腱上，以跨过跟腱断端之间的缺损

　　姆长屈肌腱转位术也可以通过单一的后内侧切口完成[17-19]。纵向切开后深间室筋膜，找到姆长屈肌腱（图11-6）。使足、踝和姆趾最大程度跖屈，在支持带下方尽量靠远端取到姆长屈肌腱（图11-7），在远离神经血管束的位置切断姆长屈肌腱。将姆长屈肌腱用缝线把持，选择合适尺寸的钻头（图11-8），在跟腱原附着点前方2～3 cm处打一个供肌腱穿过的骨通道（图11-9）。然后用缝合引导器或长的Keith针将姆长屈肌腱的把持线通过小的穿刺孔穿到足跟掌侧，然后牵拉姆长屈肌腱穿过骨通道使足处于15°～20°跖屈位置（图11-10），维持适当张力，用锚钉将姆长屈肌腱固定在跟骨上（图11-11）。转

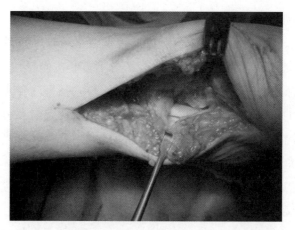

图11-6 单切口获取和转位踇长屈肌,在后间室游离踇长屈肌腱

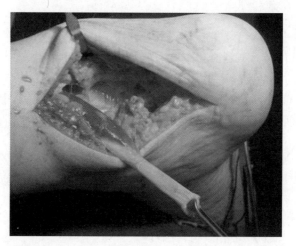

图11-7 尽可能靠远端获取踇长屈肌腱,注意保护邻近的神经血管结构

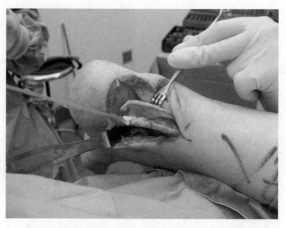

图11-8 肌腱用缝线把持穿过骨通道

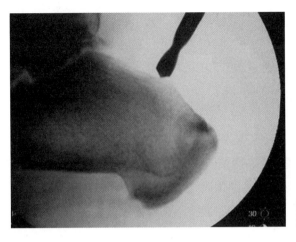

图11-9 在跟腱附着点前方打通骨性通道

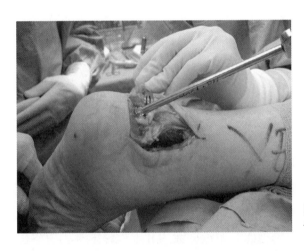

图11-10 将跚长屈肌腱穿过骨通道并用生物可吸收螺钉固定

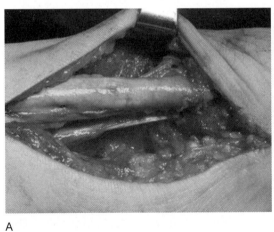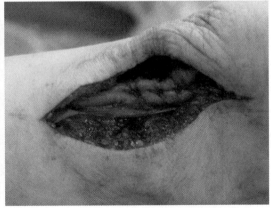

A   B

图11-11 （A、B）转位的跚长屈肌和跟腱缝在一起，完成跟腱的重建

位的跨长屈肌腱也可以与剩余的跟腱做侧对侧吻合。正常关闭切口后,用带衬垫的短腿夹板将踝关节固定在跖屈20°～30°。常规无须引流。

术后2周禁止负重,2周时患者改穿跖屈20°的助行靴,同时鼓励患者去除助行靴后进行主动关节活动锻炼。术后4周,患者开始穿后跟垫高的助行靴全负重,接下来的4周逐渐降低后跟的高度,同时开始力量和活动练习。

数个研究已经证实跨长屈肌腱转位治疗慢性跟腱断裂取得了良好的预后结果。瓦普纳等人[14]报道了7名跨长屈肌腱转位患者在平均随访17个月(3～30个月)后,有6名取得优或良的预后结果。邓·哈托(Den Hartog)[19]采用单一后内侧切口跨长屈肌腱转位治疗了26名慢性跟腱患者,有23人取得优或良的预后结果。类似的,威尔科克森(Wilcox)等人[20]评估了20名(平均年龄61岁)接受跨长屈肌腱转位治疗慢性跟腱断裂的患者,平均随访14个月后,90%的患者AOFAS评分70分或者更高[20]。尽管有些人遗留跖屈力量减退的问题,但就如接下来的病例展示一样,大多数患者对从跨长屈肌腱转位术后的功能改善非常满意。

病例展示

一名48岁的教师在户外徒步旅行中踝关节受伤,他感到"砰"的一声,并随之感到疼痛和局部肿胀。他就诊于当地医院急诊室,诊断为踝关节扭伤,予以马镫形踝关节支具制动,并告知他在初诊医生处随诊。伤后5个月,他虽然接受物理治疗,但仍抱怨有持续的无力和上楼梯困难。他的初诊医生给他做了MRI检查,证实了他的跟腱有纤维化和水肿,当时漏诊了跟腱断裂。

当时的状况是,体格检查发现明显的小腿肚萎缩以及跟腱可触及凹陷。由于持续的无力,为其进行了重建手术。术中检查显示跟腱断端之间有6 cm的纤维化区域,将其清除,腓肠肌-比目鱼肌复合体明显萎缩。鉴于这种情况,医生决定采取远端跨长屈肌腱转位手术以取得最大的肌腱长度,将跨长屈肌腱从跖趾关节远端切断(图11-12)。

从中足掌侧Henry结节处分离跨长屈肌腱和趾长屈肌腱的腱内连接(图11-13),然后将肌腱穿过相互交叉的跟骨预钻孔(图11-14),接着将跨长屈肌腱与原始跟腱编织在一起,桥接缺损间隙(图11-15)。

该患者术后无明显异常,术后8周开始了力量和关节活动度方面的理疗,术后12个月恢复正常活动,没有无力感。

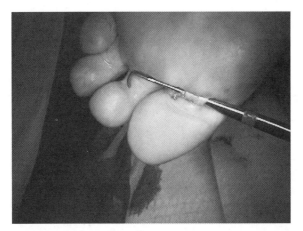

图11-12 通过小切口在远端取得踇长屈肌腱以获得最大的肌腱长度，在这项技术中，并没有将踇长屈肌腱的远端断端固定于趾长屈肌上

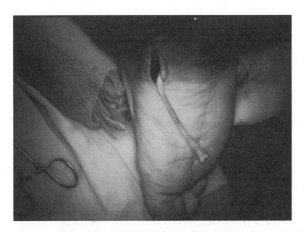

图11-13 肌腱必须在Henry结节处游离，因为在此处经常与周围的软组织粘连

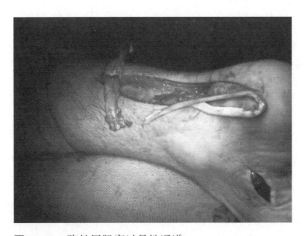

图11-14 踇长屈肌穿过骨性通道

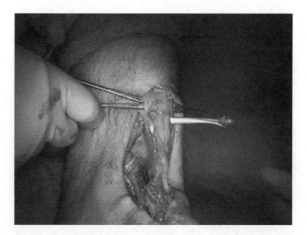

图11-15 跛长屈肌腱和原始跟腱编织在一起，完成跟腱的重建

参考文献

[1] Maffulli N. Rupture of the Achilles tendon. J Bone Joint Surg, 1999, 81A: 1019−1036.

[2] Gabel S, Manoli A. Foot fellow's review: neglected rupture of the Achilles tendon. Foot Ankle Int, 1994, 15: 512−517.

[3] McGarvey W, Singh D, Trevino S. Partial Achilles tendon ruptures associated with fluoroquinolone antibiotics: a case report and literature review. Foot Ankle Int, 1996, 17: 496−498.

[4] Laseter JT, Russell JA. Anabolic steroid-induced tendon pathology: a review of the literature. Med Sci Sports Exerc, 1991, 23(1): 1−3.

[5] Deutsch AL, Lund PJ, Mink JH. MR imaging and diagnostic ultrasound in the evaluation of Achilles tendon disorders, Foot Ankle Clin, 1997, 2: 391.

[6] Carden DG, Noble J, Chalmers J, et al. Rupture of the calcaneal tendon; the early and late management. J Bone Joint Surg Br, 1987, 69: 416.

[7] Cetti R, Christensen SE, Ejsted R, et al. Operative versus nonoperative treatment of Achilles tendon rupture: a prospective randomized study and review of the literature. Am J Sports Med, 1993, 21: 791.

[8] Coughlin MJ. Disorders of tendons. In: Coughlin MJ, Mann RA, eds. Surgery of the Foot and Ankle, 7th ed. St Louis: Mosby, 1999, 844−850.

[9] Platt H. Observations on some tendon ruptures, Br Med J, 1931, 1: 611−615.

[10] Lynn T. Repair of the torn Achilles tendon using the plantaris tendon as a reinforcing membrane. J Bone Joint Surg, 1966, 48A: 268−272.

[11] Schedl R, Fasol P. Achilles tendon repair with plantaris tendon compared with repair using polyglycol threads. J Trauma, 1979, 19: 189−194.

[12] Turco VJ, Spinella AJ. Achilles tendon ruptures—peroneus brevis transfer. Foot Ankle, 1987, 7(4): 253−259.

[13] Mann R, Holmes G, Seale K, Collins D. Chronic rupture of the Achilles tendon: a new technique of repair, J Bone Joint Surg, 1991, 73A: 214−219.

[14] Wapner LK, Pavlock GS, Hecht PJ, et al. Repair of chronic Achilles tendon rupture with flexor hallucis longus tendon transfer. Foot Ankle, 1993, 14: 443−449.

[15] Wapner KL, Hecht PJ, Mills RH Jr. Reconstruction of neglected Achilles tendon injury. Orthop Clin North Am, 1995, 26(2): 249−263.

[16]　Silver R, de la Garza J, Rang M. The myth of muscle balance: a study of relative strengths and excursions of normal muscles about the foot and ankle. J Bone Joint Surg, 1985, 67B: 432−437.

[17]　Coull R, Flavin R, Stevens MM. Flexor hallucis longus tendon transfer: evaluation of postoperative morbidity. Foot Ankle Int, 2003, 24(12): 931−934.

[18]　Hansen S. Trauma to the heel cord. In: Jahss M, ed. Disorders of the Foot and Ankle: Medical and Surgical Management, 2nd ed. Philadelphia: WB Saunders, 1991, 2355−2360.

[19]　Den Hartog BD. Flexor hallucis longus transfer for chronic Achilles tendonosis. Foot Ankle Int, 2003, 24(3): 233−237.

[20]　Wilcox DK, Bohay DR, Anderson JG. Treatment of chronic Achilles tendon disorders with FHL tendon transfer/augmentation. Foot Ankle Int, 2000, 21(12): 1004−1010.

12

游离组织重建法

柯蒂斯·莫耶和L.斯科特·莱文

皮肤缺损条件下的跟腱重建手术相当困难。急性断裂伴随大面积局部软组织损伤，以及慢性断裂伴或不伴感染，都需要更为复杂的修复。

跟腱断裂的重建方法在文献中已经有详细的记载。对于短于2 cm且无软组织损伤的小缺损，通常可以一期修复并取得好的预后[1]。较大的跟腱缺损可以利用V-Y肌腱瓣、腓肠肌翻转皮瓣、阔筋膜移植、聚丙烯网片或蹈长屈肌腱移植成功重建[1-5]。所有这些修复都必须建立在有充足的软组织覆盖使伤口闭合的基础上，这对于肌腱的滑动非常重要，并且可以保护肌腱防止其脱水，增加行走时的耐磨性。而对于存在明显软组织缺损的跟腱损伤，上述治疗方法均无法恢复跟腱功能。

跟腱相邻部位缺乏足够软组织覆盖可能是由外伤引起的，也可能是患者合并症所导致的并发症引起的，例如糖尿病[6]。急性跟腱断裂一期修复有可能带来感染，清创暴露跟腱后会导致明显的软组织缺损。同样的，修复后的跟腱发生再次断裂也会带来软组织覆盖问题，以至于再次修复后的跟腱切口不能闭合。另外，患者的合并症，例如糖尿病、静脉功能不全以及周围血管病，都会导致切口愈合不良、切口裂开和跟腱暴露等问题。切口愈合不良通常需要移植血运较好的软组织来充分保护修复后的跟腱。由于缺乏充足的邻近组织，例如局部皮瓣，对肌腱和软组织的重建都需要更为精细的修复。

复杂的跟腱损伤包括两个需要重建的要素：一个是修复肌腱或提供合适的移植物来恢复其功能的连续性，另一个是修复后的肌腱需要皮肤和软组织提供合适的环境以使其能够充分活动。因此为了达到复杂跟腱重建的目的，需要综合性的重建以上所有要素。虽然这些要素中的一项或两项可以通过单一的结构来修复，例如，使用聚丙烯补片或阔筋膜肌腱移植来恢复跟腱的连续性，然后转移相应的软组织覆盖，但是通过显微外科技术进行游离组织转位可以通过应用复合皮瓣一次完成结构重建[5-11]。

利用显微外科技术进行游离组织转位改进了跟腱重建技术。自从20世纪70年代首次报道了用游离组织转位进行下肢重建，明显提高了人们对游离皮瓣微血管结构的认识[12,13]，这很大程度归功于泰勒（Taylor）[13-15]提出的"血管体"理论。他所描述的复合皮瓣包含了不同的组织成分，使得重建外科医生能够遵循哈罗德·吉利（Harold Gillie）的同类替代原则[16]。游离组织转位允许外科医生移植单一血管单位中的或复合皮瓣中的肌腱、筋膜、皮肤、软组织、肌肉或骨骼。目前已经证实通过显微手术技术利用血管化组织能够降低伤口感染率，提高伤口愈合能力，同时可以选择合适的皮瓣厚度以满足更高的外形和美容需求[17-19]，但是跟腱表面重建需要薄的耐磨皮瓣，这样才可以经受住日常鞋的摩擦。

患者评估

跟腱重建的第一步是决定需要重建的结构，其取决于修复前肌腱的功能状态，在没有清创前通常无法完全了解缺损的范围。广泛地去除失活组织是重建成功所必需的，完成清创后，评估伤口决定重建需要什么。

在重建之前需要彻底评估患者下肢血管情况，包括触摸足背动脉和胫后动脉搏动以及测量踝臂指数（ABI）。发现末梢搏动消失或ABI减弱提示需要更进一步的血管检查，例如血管造影。显微外科手术重建成功的基本要素是用于吻合的受体动脉和静脉导管的通畅。在术前准备时，明显的流入道或流出道疾病都需要重建灌注进行干预。如果存在原有的和局部的血管闭塞，可以先使用支架或旁路移植，也可同时进行重建。一旦患者下肢有充分的血供，即可开始选择皮瓣。

皮瓣选择

作者首选前臂桡侧皮瓣重建跟腱缺损（见下面的病例展示1和2）。前臂桡侧皮瓣出现于20世纪80年代，是跟腱复合重建的极好选择[20-22]，包括基于单血管蒂的皮肤、软组织、筋膜、掌长肌腱和部分桡骨。

前臂桡侧皮瓣是基于桡动脉的筋膜皮瓣。在剥离皮瓣之前，需要做

Allen试验确认有掌弓开放。皮瓣大小可以是10 cm×20 cm或是前臂的2/3，以保证能覆盖明显的软组织缺损[16]。此皮瓣内包含掌长肌腱和与其相连的腱旁组织，腱旁组织的存在可以保证修补跟腱缺损后可以有动态滑动的功能。如果需要有感觉的皮瓣，可以将前臂外侧皮神经也包含在内。

前臂桡侧皮瓣较薄，但是耐磨，是跟腱区域再覆盖的极佳选择。桡动脉很少发生动脉粥样硬化，对于有周围血管疾病史的患者是一个很好的选择。

供皮区闭合伤口通常需要皮肤移植（图12-1）。人群中掌长肌腱缺失率约为

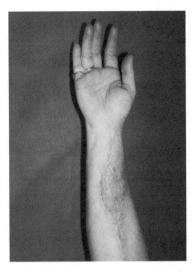

图12-1 中厚皮片移植的前臂桡侧皮瓣供体部位

10%，但是已经有报道将肱桡肌肌腱包入皮瓣，也可以取得较好疗效。这种皮瓣对于手部掌深弓和掌浅弓未开放的患者不适用。

病例展示1

一名69岁的女性，无明显内科病史，急性跟腱断裂后接受了一期修复。随后出现跟腱覆盖部位软组织感染并且形成窦道，早期尝试清创和中厚皮片移植导致了切口进一步的破裂、感染和跟腱暴露。图12-2显示了修复缝

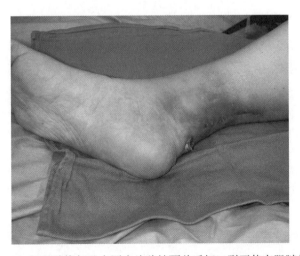

图12-2 行跟腱修复及中厚皮片移植覆盖后切口裂开伴有跟腱外露

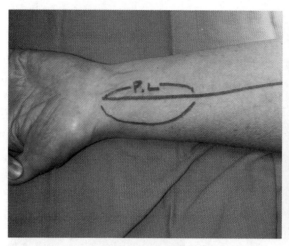

图12-3　包含掌长肌腱的前臂桡侧皮瓣的术前设计

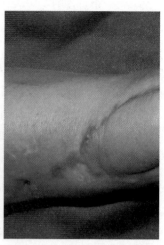

图12-4　完全覆盖创面的前臂桡侧皮瓣

合部位暴露及局部软组织感染,锐性切除感染部位,并细心护理局部伤口以准备覆盖。跟腱缺损处需要插入一段约4 cm长的软组织和肌腱进行修复。物理检查显示可触及足背和胫后动脉搏动。图12-3显示了术前标记好的桡侧前臂皮瓣和与之相连的掌长肌腱,将其吻合至胫后动脉,图12-4显示皮瓣连接处。术后患者维持无负重,并用后夹板固定6周,随后逐渐增加负重,3个月时患者可以全范围背屈和跖屈,也可以全负重。

病例展示2

　　一名57岁的男性,既往有糖尿病和周围血管病史,之前做过同一条腿大隐静脉旁路移植手术。该患者发生了左腿跟腱断裂,一期进行修复并直接关闭了软组织。随后,切口发生了感染导致局部软组织破坏,跟腱修补仍完整,可以看到肌腱。图12-5显示了切口以及上次取大隐静脉的手术瘢痕。体格检查可触及足背和胫后动脉搏动,踝臂指数1.0。切口经过清创后,有皮肤缺损,并暴露了修复后的完整跟腱。在桡动脉上取得筋膜皮瓣,吻合至胫后动脉。图12-6显示了使跟腱有完整软组织覆盖的皮瓣植入位置。患者再次无负重并且后方夹板固定6周,3个月时,能够全负重并做全角度跖屈和背屈活动。

　　尽管桡侧前臂皮瓣是作者首选的跟腱重建方法,但在无法得到桡侧前臂皮瓣时还有其他皮瓣可以使用。其无法使用的原因包括上臂外伤导致皮

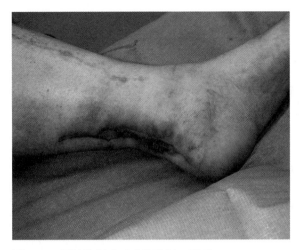

图 12-5　跟腱修复术后感染致切口裂开

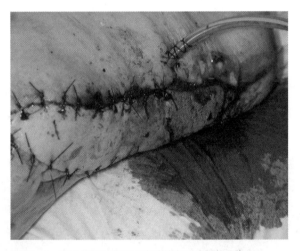

图 12-6　完全覆盖创面的前臂桡侧皮瓣放置位置

瓣血液供应受损、掌深弓和掌浅弓不开放或患者要求不在前臂掌侧留大的瘢痕。面对这种情况,作者宁愿根据患者体型选择上臂外侧皮瓣或肩胛皮瓣(参见下文病例展示 3)。

　　在20世纪80年代也出现了上臂外侧皮瓣[6,9,22],与桡侧前臂皮瓣类似,它也是可以带有肱骨骨瓣和前臂后侧皮神经的筋膜皮瓣。该皮瓣基于桡侧后副动脉,并且可以取得部分三头肌肌腱,此动脉蒂可以供应宽6 cm、长12 cm的皮瓣[16]。

　　该皮瓣的优点包括其是可以带有先前提到的所需结构的复合皮瓣,与桡侧前臂皮瓣类似,上臂外侧皮瓣也薄且耐磨;但与其不同的是,如果皮瓣宽度小于6 cm就可以早期闭合供皮区的缺损,增强美观性。

该皮瓣导致的并发症包括因取前臂后侧皮神经导致的前壁侧上方麻木。小的血管蒂直径通常只有1 mm,这增加了吻合的难度。体型较大的患者由于皮瓣增大可能随后需要行减积术。何时可以用上臂外侧皮瓣进行重建将在接下来的病例展示中举例说明。

病例展示3

一名51岁的男性左跟腱区域遭受了软组织脱套伤,肌腱是完整的,随即尝试使用中厚皮片移植直接覆盖。该患者其他方面健康,没有合并症。随后患者出现了软组织感染导致跟腱暴露,尝试局部伤口处理没有成功,图12-7显示了伤口缺损。体格检查可触及足背和胫后动脉搏动。图12-8显示了经过清创术后的缺损程度。由于患者不愿意在前臂遗留取皮瘢痕,退而求其次选择了上臂外侧皮瓣。由于患者是瘦小体型,上臂外侧皮瓣也是一个合理的选择。

图12-9显示了手术皮瓣的设计,图12-10显示了皮瓣的植入位置。该患者遵循我们的标准方案,不负重6周,3个月内逐渐负重并离床活动。

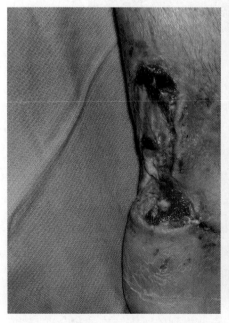 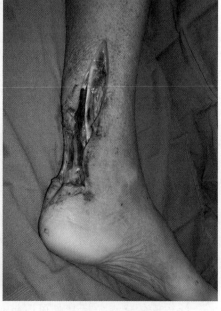

图12-7 跟腱修复及中厚皮片移植覆盖后 切口裂开　图12-8 手术清创后的跟腱伤口

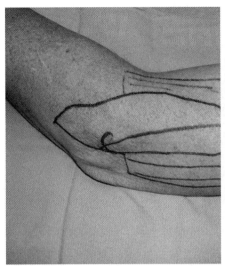 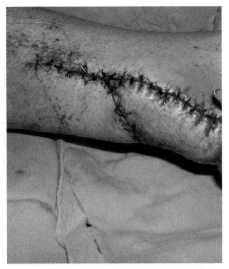

图12-9 上臂外侧皮瓣的手术设计　**图12-10** 完全覆盖创面的上臂外侧皮瓣移植

　　肩胛皮瓣(参见下文病例展示4)是重建跟腱损伤的另一种选择[23-25]。该皮瓣基于旋肩胛动脉,是肩胛下动脉的分支。皮瓣由皮肤、软组织和部分肩胛骨组成,面积可以达到20 cm长、10 cm宽[16]。与前两种皮瓣不同的是它不是一个感觉皮瓣且不包含肌腱。

　　如果皮瓣宽度在10 cm以下,它能够一期闭合缺损。血管蒂直径较大,有利于显微外科手术吻合,取皮部位并发症率较低。

　　该皮瓣的缺点包括需要侧卧位手术以方便取皮瓣、皮瓣中没有感觉神经以及体型较大的患者皮瓣过大。

病例展示4

　　一名47岁的女性,跟腱部位遭遇外伤,跟腱完整,但覆盖在其上的软组织受损,采取局部伤口护理,没有成功覆盖。患者其他方面健康,可以触及足背和胫后动脉搏动。图12-11显示移植的肩胛皮瓣,图12-12显示术后3个月患者的跖屈功能。

　　以上列举的皮瓣是作者常规用来重建跟腱缺损的皮瓣,但是还有其他一些皮瓣可供重建外科医生选择。文献中提到的有大腿前外侧皮瓣,它是基于旋股外侧动脉的筋膜皮瓣,可以用带有阔筋膜张肌的皮瓣来修复跟腱缺损[26,27]。此外,文献中还有使用基于旋髂上动脉的复合腹股沟皮瓣的报

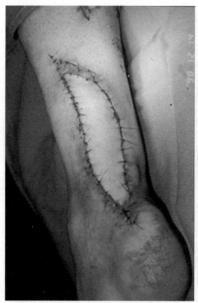 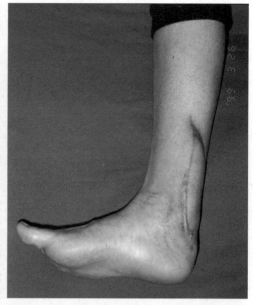

图 12-11　完全覆盖创面的肩胛皮瓣移植　图 12-12　肩胛皮瓣移植覆盖跟腱创面后 3 个月的跖屈功能

道[28]，该皮瓣不仅能提供软组织覆盖，还有髂嵴骨瓣和腹外斜肌筋膜可以作为大段跟腱缺损的中间移植物。也有报道成功使用背阔肌肌皮瓣一次修复大段跟腱缺损的案例[29]。

总结

　　这里提到了很多可以用于显微外科重建的复合皮瓣，但罗列的肯定不够详尽。跟腱损伤经常可以通过一期修复取得成功，但是有复合外伤或局部软组织破坏时，重建任务就会变得很艰巨。尽管局部皮瓣的作用还没有被公认，使用局部皮瓣时有明显局限性，特别是对外伤患者，但是显微外科技术能够转位带有重建所需的各种结构的复合皮瓣，代替了会增加感染和瘢痕形成从而导致软组织损坏和肌腱活动受限的同种异体移植或补片移植。显微外科技术的发展为重建外科医生提供了更多解决这些复杂问题的选择。

参考文献

[1]　Leppilahti J, Orava S. Total Achilles tendon rupture. A review. Sports Med, 1998, 25(2): 79-100.

[2] Choksey A, Soonawalla D, Murray J. Repair of neglected Achilles tendon ruptures with Marlex mesh. Injury, 1996, 27(3): 215−217.

[3] Nistor L. Surgical and non-surgical treatment of Achilles tendon rupture. A prospective randomized study. J Bone Joint Surg [Am], 1981, 63(3): 394−399.

[4] Ozaki J, Fujiki J, Sugimoto K, et al. Reconstruction of neglected Achilles tendon rupture with Marlex mesh. Clin Orthop Rel Res, 1989, (238): 204−208.

[5] Wapner KL, Hecht PJ, Mills RH. Reconstruction of neglected Achilles tendon injury. Orthop Clin North Am, 1995, 26(2): 249−263.

[6] Ronel DN,. Recent advances in the reconstruction of complex Achilles tendon defects. Microsurgery, 2004, 24(1): 18−23.

[7] Berthe JV, Toussaint D, Coessens BC. One-stage reconstruction of an infected skin and Achilles tendon defect with a composite distally planned lateral arm flap. Plast Reconstr Surg, 1998, 102(5): 1618−1622.

[8] Dabernig J, Shilov B, Schumacher O,. Functional reconstruction of Achilles tendon defects combined with overlaying skin defects using a free tensor fasciae latae flap. J Plast Reconstr Aesthet Surg, 2006, 59(2): 142−147.

[9] Haas F, Seibert FJ, Koch H,. Reconstruction of combined defects of the Achilles tendon and the overlying soft tissue with a fascia lata graft and a free fasciocutaneous lateral arm flap. Ann Plast Surg, 2003, 51(4): 376−382.

[10] Hallock GG. Free-flap coverage of the exposed Achilles tendon. Plast Reconstr Surg, 1989, 83(4): 710−716.

[11] Papp C, Todoroff BP, Windhofer C,. Partial and complete reconstruction of Achilles tendon defects with the fasciocutaneous infragluteal free flap. Plast Reconstr Surg, 2003, 112(3): 777−783.

[12] Antia NH, Buch VI. Transfer of an abdominal dermo-fat graft by direct anastomosis of blood vessels. Br J Plast Surg, 1971, 24(1): 15−19.

[13] Daniel RK, Taylor GI. Distant transfer of an island flap by microvascular anastomoses. A clinical technique. Plast Reconstr Surg, 1973, 52(2): 111−117.

[14] Taylor GI. The angiosomes of the body and their supply to perforator flaps. Clin Plast Surg, 2003, 30(3): 331−342, v.

[15] Taylor GI, Palmer JH. The vascular territories (angiosomes) of the body: experimental study and clinical applications. Br J Plast Surg, 1987, 40(2): 113−141.

[16] Serafin D. Atlas of Microsurgical Composite Tissue Transplantation, 1st ed. Philadelphia: WB Saunders, 1996.

[17] Calderon W, Chang N, Mathes SJ,. Comparison of the effect of bacterial inoculation in musculocutaneous and fasciocutaneous flaps. Plast Reconstr Surg, 1986, 77(5): 785−794.

[18] Chang N, Mathes SJ. Comparison of the effect of bacterial inoculation in musculocutaneous and random-pattern flaps. Plast Reconstr Surg, 1982, 70(1): 1−10.

[19] Gosain A, Chang N, Mathes SJ,. A study of the relationship between blood flow and bacterial inoculation in musculocutaneous and fasciocutaneous flaps. Plast Reconstr Surg, 1990, 86(6): 1152−1162; discussion 1163.

[20] Chun JK, Margoles, SL, and Birnbaum, JW. Radial forearm free flap for salvage of Achilles-tendon repair wounds. J Reconstr Microsurg, 2000, 16(7): 519−523.

[21] Stanec S, Stanec Z, Delimar D,. A composite forearm free flap for the secondary repair of the ruptured Achilles tendon. Plast Reconstr Surg, 1999, 104(5): 1409−1412.

[22] Waris TH, Kaarela OI, Raatikainen TK,. Microvascular flaps from the lateral arm and radial forearm for the repair of defects of the Achilles tendon region. Case report. Scand J Plast Reconstr Surg Hand Surg, 1991, 25(1): 87−89.

[23] Monsivais JL, PA Nitz, TJ Scully. The free cutaneous scapular flap in lower extremity reconstruction. Mil Med, 1987, 152(5): 255−259.

[24] Koshima I, Soeda S. Repair of a wide defect of the lower leg with the combined scapular and parascapular flap. Br J Plast Surg, 1985, 38(4): 518−521.

[25] Gilbert A, Teot L. The free scapular flap. Plast Reconstr Surg, 1982, 69(4): 601−604.

[26] Lee JW, Yu JC, Shieh SJ,. Reconstruction of the Achilles tendon and overlying soft tissue using antero-lateral thigh free flap. Br J Plast Surg, 2000, 53(7): 574−577.

[27] Lin CH, Wei FC, Lin YT,. Lateral circumflex femoral artery system: warehouse for functional composite free-tissue reconstruction of the lower leg. J Trauma, 2006, 60(5): 1032−1036.

[28] Coskunfirat OK, Sheu TJ, Jeng SF,. Reconstruction of Achilles tendon and overlying skin with composite groin-fascial free flap: a case report of 14-year follow-up. Plast Reconstr Surg, 2003, 112(1): 215−219.

[29] Lee HB, Lew DH, Oh SH,. Simultaneous reconstruction of the Achilles tendon and soft-tissue defect using only a latissimus dorsi muscle free flap. Plast Reconstr Surg, 1999, 104(1): 111−119.

第四部分

跟腱病

13

非止点性跟腱病的概述

马克·E.伊斯利克和伊恩·L.D.李

随着我们社会的健康意识日益提高,竞技性和娱乐性体育运动的参与程度也在以空前的速度持续增长。因此,过度运动导致的损伤越来越普遍。在所有运动相关的损伤中,肌腱损伤占到30%～50%,而其中跟腱损伤又占了相当大的比率[1],每年有7%～9%的赛跑、篮球、排球和壁球运动员发生跟腱损伤[2,3]。这就要求为这些运动员治疗的医师们对非止点性跟腱病要有全面的认识,以降低其发病率,并且使患者能够尽快恢复到他们所期待的运动水平,且无后遗症和复发性疼痛。

本章将重点介绍专业术语、相关解剖学、流行病学以及病理生理学的知识,为合理诊断和治疗非止点性跟腱疾病奠定基础。

专业术语

跟腱病是一个广义的概念,适用于任何导致跟腱疼痛的疾病。具体来讲,克莱恩(Clain)和巴克斯特(Baxter)[4]将跟腱病分类为两类,即止点性和非止点性;而这两种分类必须区别清楚,因为它们的病理生理学基础和治疗选择完全不同。

很多医疗工作者对既往有关非止点性跟腱疾病的术语感到迷惑,医学文献中有大量涉及非止点性病变的术语,如跟腱痛、肌腱病、肌腱退化、肌腱部分断裂、腱旁炎、肌腱滑膜炎、腱鞘炎和肌腱周围炎。此外,尽管在慢性非止点性跟腱疾病病变组织中并没有炎症细胞和介质,但是像跟腱炎和肌腱炎等这些术语都错误地暗示有潜在的炎症。马富利(Maffulli)团队[5,6]强调临床和组织病理诊断间的区别,他将"跟腱病"这个术语定义为一系列存在非止点性跟腱疼痛、肿胀（扩散的或局部的）和受损表现的临床症候群。奥斯特仑（Astrom）和劳辛（Rausing）[7] 推荐将"跟腱痛"作为症状性诊断，建议将"跟腱周围炎"和"跟腱炎"作为严格的组织病理学诊断。

非止点性跟腱病可以大致分为腱旁疾病和腱内疾病（肌腱退化）。"跟腱腱旁疾病"［peritendonitis（腱周围炎）/paratendonitis（腱旁炎）］的定义是，跟腱周围组织炎症，并且组织学样本表现为急性炎症特征，临床上表现为跟腱疼痛伴有触诊压痛，而跟腱内部在临床上和影像学上无明显异常[5,6]。"肌腱退化"表现为慢性肌腱内变性，组织学改变包括胶原纤维化、囊性黏液样变、钙化和血管退变，尽管将其称为"退变的"疾病，但跟腱退化被认为很可能是可逆的[1]。虽然慢性肌腱退化在组织学上没有炎症表现，但目前尚不清楚在急性期是否出现炎性改变。这两组疾病的区别通常不能只靠临床上的病史和体格检查来鉴别，其可能单独存在也可能是共同出现的[8,9]。目前为止，没有明显的临床差异来鉴别肌腱旁疾病和肌腱内退化，并且因为两组疾病的治疗方法相似，目前还没有关于两种疾病治疗结果方面的对比研究。

分类

目前已经提出基于位置和时间的跟腱疾病分类方法。非止点性跟腱病可能涉及腱旁组织、肌腱或两者兼有；而同时涉及腱旁组织和肌腱的被称为广泛肌腱病（pantendinopathy）。跟腱病是随着时间变化的，基于症状的时间长短，也可将其分为急性、亚急性和慢性。急性肌腱病定义为出现症状在2周以内，亚急性出现症状在2～6周，慢性大于6周[10]。按照时间分类是纯描述性分类，而不是基于任何临床或病理差异的分类。

解剖学

跟腱在人跑、跳时可以经受人体体重10倍的拉伸载荷[11-13]。大体来讲，跟腱长约15 cm，起自腓肠肌和比目鱼肌变扁平的肌肉肌腱连接处，向远端逐渐变圆直至止点上方4 cm处，然后向下逐渐变扁平直至较宽的止点[14,15]。

跟腱没有真正的肌腱滑膜，而是被一层薄的、可滑动的蜂窝组织膜包裹，即所谓的腱周组织，其向近端延续至筋膜，向下与跟骨骨膜相连[16]，后方腱周组织移行为小腿浅筋膜，深部腱周组织移行为腱鞘。腱鞘和腱周组织间的滑液可以减少肌腱滑动时的摩擦[17]。

原胶原蛋白（Ⅰ型胶原蛋白）按照肌腱长轴纵向排列，并依次形成微纤丝、纤维、纤维簇和纤维束，而纤维束被包裹在一种叫作腱内膜的松散的结缔组织层内。全部肌腱被腱鞘覆盖，其内附着一层腱内膜。胶原纤维的纵向排列赋予其抗拉强度，还有一个小部分横向和螺旋形纤维以对抗剪切力和旋转力。

血管、神经和淋巴管，穿过腱周组织、腱鞘以及连续的腱内膜进入跟腱。神经和供应跟腱的血管沿腱周组织分布，并穿过腱鞘和腱内膜进入其中[18,19]。大部分血液供应来自前方的腱周组织。

血供最少的部位在跟腱止点上方2～6 cm，此分水岭区域可能是跟腱病形成的作用因素[20-22]，且已被血管造影研究所证实[18,19]。血液流量会随着年龄的增长而减少，从而减弱创伤后的愈合能力。

跟腱病发病机制

外因和内因

许多因素与非止点性跟腱病的发病相关，真正潜在的跟腱病病因和其自然病程是目前一个研究的论题。这些病因大致可以分为外因和内因，但是没有一种病因是孤立的，过度使用性损伤很有可能是由多种因素造成，而急性外伤性损伤则主要是外因造成（表13-1和表13-2）[23,24]。

表 13-1　跟腱病的内因
一般情况和系统疾病
年龄
性别
系统性疾病
内分泌或代谢疾病（肥胖、雌激素暴露）
局部情况
生物力学因素或下肢对线不良
双下肢不等长
肌肉无力或不平衡

表 13-2　跟腱病的外因
药物
皮质激素类
合成类固醇类
氟喹诺酮类抗生素
活动因素
过度使用或重复使用
持续高强度训练
快速强化训练
不合适的鞋类
疲劳
训练缺乏多样性
无充分的热身和拉伸
环境因素
硬质地面训练
寒冷的天气

内因

年龄

随着年龄的增加，跟腱中 I 型胶原蛋白的生理比率下降，逐渐被含量相对较高的Ⅲ型胶原蛋白所取代。 I 型胶原蛋白提供了抗张力的机械强度，而Ⅲ型胶原蛋白降低了弹性，同时减弱了拉伸负荷。这是随年龄增长的一种自然改变，会导致在组织学上表现为肌腱病的患者易于发生部分撕裂和继发的疼痛。

相比年轻运动员，慢性跟腱疾病更常见于年长的运动员中[25]。奎斯特（Kvist）[26]研究了470例跟腱病患者或主诉跟腱止点不适的患者，报告显示，其中只有25%的患者是年轻运动员，且仅有10%的患者年龄在14岁以下。

性别

跟腱病发病率在男性中更高，但目前尚不清楚这是否反映了男性的跟腱存在潜在的易发病的结构，或者是参与高强度运动的男性更多而导致了男性跟腱疾病高发。

系统性疾病

目前认为跟腱疾病与系统性疾病没有明确的关联。大多数的跟腱损伤被认为是由于超过生理负荷或肌腱变性造成的，只有2%的是由系统性疾病造成的，如炎性关节病[27,28]。

内分泌和代谢因素

奥尔梅斯（Holmes）和林（Lin）[29]证实了肥胖、高血压、类固醇、雌激素暴露与跟腱病发病的相关性。研究认为肥胖会导致胰岛素抵抗状态从而导致内皮细胞—氧化氮水平下降。高血压会改变动脉血管的生物力学特性，降低顺应性，促其处于血栓前状态。而据统计，糖尿病只与44岁以下的男性发病有关联。奥尔梅斯和林的结论认为，这些系统性因素通过缩小局部微血管而对跟腱产生影响。而这些因素在之前就被证实与急性跟腱断裂和胫后肌腱功能失调有关。

生物力学，步态和下肢对线不良

流行病学研究表明，非生理性的生物力学、步态和下肢力线可能容易引起患者的跟腱病发生。奎斯特报道[3,26]，在他的一系列慢性跟腱功能障碍患者中下肢对线不良的发生率是60%。在跟腱过度使用性损伤的运动员存在明显的前足内翻，这反映出了过度旋前是诱发因素[3,26,30,31]。

患有跟腱疾病的运动员在伸膝时踝关节被动背屈受限，同时距下关节被动活动也受限[3,26]。考夫曼（Kaufman）等[32]观察发现，跟腱病患者在伸膝时踝关节背屈受限，并且后足内翻。尽管对线不良与跟腱疾病存在如上所述的联系，但这些疾病在跟腱病的发病机理中所起的作用目前仍不清楚。

双下肢不等长

双下肢不等长对跟腱病病变的影响是有争议的。传统的矫形骨科观点是临床上小于20 mm的差异是不重要的，并且在正常人群中发现双下肢长度差异在10～20 mm通常是无症状的[30]。然而目前已经指出，在精英运动员中，5 mm的差异就可以引起过度使用性损伤。目前，双下肢不等长在跟腱过劳性损伤和跟腱病的发病过程中所起的作用和重要性尚不明确[23]。

肌肉无力和不平衡

肌肉无力和不平衡可能导致跟腱病的发病。最佳的肌肉强度和灵活度能够保护肌肉骨骼系统免于冲击负荷的损害，像减震器一样来消散力量[23]。缺乏力量、耐力或灵活性都将削弱这种保护机制，并且使跟腱处于过度紧张状态而产生肌腱病变。近期研究表明，采用小腿负重离心训练康复可以缓解慢性跟腱病患者的症状[33-37]，101名中有90名患者（89%）在通过12周的固定训练后[33,34]，视觉模拟评分有所提高，并且能够恢复到伤前的运动水平。肌肉对跟腱病病理的影响还是有争议的，肌肉疾病是否是跟腱病的一个潜在病因或其导致的结果，还有待揭晓。

外因

过度使用/重复应力

通常，过度使用性损伤见于如跑步和跳跃这类重复的、高强度的运动中。跟腱病在田径运动员中最常见，尤其是在中长跑运动员，其他易导致跟腱病的运动包括排球、足球、网球、羽毛球和定向越野等[2,3,26,38-40]。跟腱功能障碍每年的发病率是7%～9%[2,39]，而在这些跟腱功能障碍患者中，肌腱病是最常见的临床类型，占55%～65%的病例，其次是止点性问题，占20%～25%的病例[1,3,26]。

过度使用，重复应力和错误训练被认为是造成跟腱病最常见的外在因素，据报道其占60%～80%[3,24,26]。距离过长的、强度过高的或过快增加强度和距离的跑步训练，快速上下山训练以及斜坡训练是常见的训练错误[3,24,26]。单调的、不对称的和不专业的重复训练以及疲劳都可能导致跟腱功能紊乱[1]。在平均11年的随访中，库亚拉（Kujala）等[41]报道了269名定向越野的男性中有79人（29%）出现过度使用而导致跟腱受损，而相比于188

名年龄调整优势比为10.0的实验受访者中，仅7人（4%）跟腱受损。在这项研究中，66%的患者是非止点性跟腱病，23%的是止点性跟腱疾病。帕沃拉（Paavola）等[42]证实那些单侧跟腱病患者，对侧跟腱出现相似症状的风险很高。在这项为期8年的随访中，有41%的患者对侧跟腱出现相似的症状。

环境因素

不利的环境因素包括寒冷的天气、硬质跑道和滑的或结冰的地面，均可能引起跟腱功能紊乱[9,28,30,42]。虽然两者之间有关联，但还不能表明这些因素与跟腱疾病有直接相关性。

类固醇（局部的/全身的）

传统认为腱内注射糖皮质激素与肌腱变性和随后的断裂有关，然而，没有强有力的证据支持这个观点[44]。最近一项包含5名患者的研究表明，直接给跟腱病患者注入糖皮质激素可以很好地缓解疼痛，且没有并发症[45]。目前，没有强有力的证据来支持或反对糖皮质激素肌腱内注射。相比之下，有文献证实使用合成类固醇会增加肌腱病发病率和腱断裂风险[46]。

氟喹诺酮类抗生素

尽管有相当大一部分病例证据，但氟喹诺酮类药物诱导肌腱病和肌腱断裂的病理生理学还是不清楚[47-50]。该效应可能是通过氟喹诺酮类药物增强白介素-1（IL-1）和肿瘤坏死因子-α（TNF-α）刺激基质金属蛋白酶（MMPs）在人肌腱细胞中的表达效能来介导的[48,51-53]。胶原蛋白和其他细胞外基质成分的降解由基质金属蛋白酶（MMPs）引发。基质金属蛋白酶的作用被金属蛋白酶组织抑制剂（TIMPs）所抑制，而金属蛋白酶组织抑制剂是由转化生长因子β（TGF-β）和白介素-6（IL-6）刺激分泌的这个微妙平衡的任何改变都会导致胶原蛋白和肌腱的变性[48,51-53]。

跟腱病的病理生理学

超生理负荷会使跟腱产生腱鞘炎性改变或肌腱内部自身变性，或两者同时发生。非止点性跟腱疾病可能是跟腱断裂的一个前兆，也有可能导致跟腱断裂。

腱旁组织

腱旁疾病发病的早期阶段有炎性水肿和纤维蛋白渗出[9,28]。目前认为腱旁疾病的临床症状是由慢性炎性腱旁组织中典型的成纤维细胞和成肌纤维样细胞引起的。如果延迟或不充分的愈合，纤维蛋白就会在腱鞘和腱旁组织生成，并形成黏着，导致捻发音、肿胀和疼痛[54-56]。这些变化会导致跟腱腱鞘与腱旁组织之间以及腱旁组织与小腿筋膜之间的滑动功能减弱[54-56]。

腱旁组织的组织学检查显示其内存在成纤维细胞和成肌纤维细胞，并且在慢性腱旁疾病中，两者占腱旁组织细胞中的20%[54-56]。在机械应变下，成纤维细胞通过旁分泌机制分泌TGF-β诱导腱细胞化生为成肌纤维细胞，导致腱旁组织瘢痕形成和挛缩。这会对局部血液循环产生压迫作用，从而使相应区域的肌腱缺乏血液供应。

腱内组织

肌腱结构在宏观或微观上都会受到重复性应力的破坏。胶原纤维彼此滑过，造成其交联结构的破坏从而导致炎症、水肿和疼痛[23]。任何无序的、随意的或不彻底的愈合都会导致慢性跟腱病[53,57,58]。

在超微结构水平下，胶原蛋白和其他细胞外基质成分的降解由基质金属蛋白酶（MMPs）引发。金属蛋白酶（MMPs）的作用被金属蛋白酶组织抑制剂（TIMPs）所抑制，而TGF-β和IL-6刺激金属蛋白酶组织抑制剂（TIMPs）的生成[59]。这些金属蛋白酶可以在局部和系统的水平上进行上下调节[60,61]。任何对这个平衡的改变都会导致胶原蛋白和肌腱变性。

目前，已在髌腱病中检测了肌腱变性样本和对照组中培养细胞产生的MMP-1、TIMP-1以及明胶分解活性[62,63]。肌腱变性组织表现出MMP-1表达增加和TIMP-1表达下降，这种状况促使胶原蛋白降解，使胶原蛋白的动态平衡被打破，处于失衡状态，从而作为诱发因素导致跟腱病。

腱周组织有丰富的神经和血管，为跟腱提供神经支配和血液供应。神经伴随着血管走形在肌腱组织内，有几个末端感觉支终止于肌腱中。目前推测，新生血管和多重感觉神经末梢可能是造成跟腱病疼痛的原因[45,64-66]。

诊断

病史

一个重点突出而详细的病史应该明确症状的开始时间、发作频率和持续时间。任何诱发因素，如运动水平改变、穿鞋、潜在的训练错误和既往的治疗形式都应该被问及，而且有必要了解患者期望的运动水平。

典型的非止点性跟腱病，表现为跟腱止点上方2～6 cm处的活动后疼痛,这与跟腱断裂的位置相同。虽然非止点性跟腱病典型的疼痛只在体力需求大的体育运动中出现,但疼痛可能会进展,最终影响日常活动[67]。跟腱病的严重程度和晨僵程度存在一定关联,跑步者常表现出在训练开始和结束时疼痛,但在运动过程中无疼痛的特征[68]。

此外,要想到跟腱部分或全部断裂。通常来讲,发病急剧程度可以鉴别跟腱断裂和非止点性跟腱病,前者是突然发病,后者是逐渐发病。

体格检查

尽管跟腱功能障碍被描述为多个病种,但许多病种表现出多种症状,这也可能反映了同时存在多种功能障碍(表13-3)。

表13-3   跟腱疾病的体格检查结果

疼痛/压痛/肿胀位置;止点性/非止点性;局部的 vs.弥漫的
肿胀
发病程度(慢性/急性)
晨僵/疼痛
触诊凹陷
捻发音
腓肠肌挤压试验
疼痛弧征
皇家伦敦医院实验

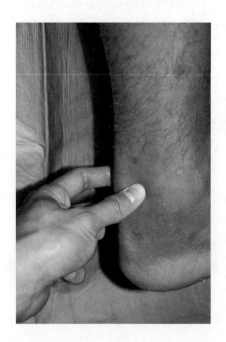

止点性和非止点性跟腱病通常很容易鉴别。检查时应该充分暴露双下肢,在站立位,检查下肢力线,双腿长度差异和步态。大约60%的慢性跟腱病患者下肢力线不良[3,26]。然后检查小腿后方对称性、萎缩、结节状增厚以及之前的切口。在视诊之后,触诊小腿压痛最明显、肿胀或不规则的部位(图13-1)。

图13-1   非止点性跟腱病的典型表现,在跟骨附着点上方4～7 cm处触痛的梭形肥厚

然后全范围活动踝关节和距下关节，注意任何捻发音或被限制的活动范围。跟腱病患者踝关节被动背屈通常受限、伸膝时距下关节被动活动受限[3,26]。在跟腱旁疾病中会出现腱鞘周围纤维渗出、粘连、腱旁组织增厚，快速上下活动时可能出现捻发音。然而，肌腱粘连和腱旁组织增厚在跟腱退变中是观察不到的[53,68]。这些表现通常单独出现在跟腱病中，但也可能在腱旁疾病中观察到（图13-2）。

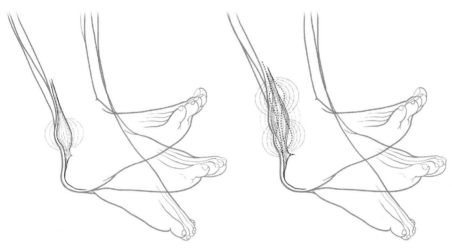

图13-2 疼痛弧征是一项可以鉴别跟腱病和腱周组织病的试验，随着踝关节运动角度变化，腱周组织病的压痛位置固定，但跟腱病患者的压痛位置会随着踝关节的运动而改变

痛弧征是跟腱病患者的体征表现，即跟腱内肿胀的压痛点相对于踝关节的背伸或跖屈运动在移动，这意味着跟腱内部的病变。相反的，腱旁疾病患者表现为疼痛点在踝关节活动时位置相对固定[16,69]。

最后一点，根据皇家伦敦医院实验的描述，当肌腱承受张力时，压痛显著减少或消失，这个实验是跟腱内疾病所特异的[70]。

为了完整起见，体检应包括仔细的肌腱触诊，不仅检查结节或梭形肿胀，也要检查部分或完全的缺损。跟腱断裂很少会表现与肌腱病一致的病史，特别是在踝关节其他屈肌功能完好的情况下。汤普森实验应该作为常规检查，尽管慢性跟腱病可能导致肌腱变薄，但通常不会表现为汤普森实验阳性，阳性结果预示着跟腱断裂，可能与跟腱变性有关。

影像学检查

影像学检查可以用来显示肌腱内退变的严重程度和范围，另外也可以鉴别肌腱内疾病和肌腱旁疾病。

X线

传统的X线平片很容易获得,但对跟腱软组织结构的成像很有限。由于跟腱前方的脂肪垫是射线相对可透的,所以跟腱前缘成像效果较好。有时候跟腱病变或断裂,本来清晰的跟腱前缘在侧位片上就会变得模糊[71];也有时候,跟腱病会发展成钙化性肌腱变性,这些钙化部位在普通X线片中很容易看到。

超声

由于超声的发展,包括高频换能器、高图像分辨率和扩大的可视区域,使得超声在诊断和治疗跟腱疾病中起到的作用越来越重要。目前的超声设备在诊断软组织疾病中具有很高的清晰度和准确度,其可以与老式低特斯拉磁共振成像(MRI)仪器得到的数据相媲美。

超声是跟腱检查的一种可靠、廉价和易行的方式。它具有动态、实时和可视化观测肌腱的独特性能,可以评估跟腱的滑动功能。超声检查者的技巧和经验往往会决定诊断检查的价值和获益。因此,如果外科医生希望在他们的实践中利用这个技术,就要进行专业的培训。另外,放射科医生可以获取和存储实时数据以便于外科治疗医生进行后期观察。

在横断面图像上,正常生理状态下的跟腱在其前表面有一个较为平坦的凹陷,跟腱厚度为4～6 mm[72-75]。腱内疾病患者的跟腱厚度会增加至7～16 mm[72],患有跟腱内疾病的运动员,其患侧跟腱较健侧平均厚78%[76]。

在急性腱旁疾病中,跟腱周围通常会出现渗出液。在慢性腱旁疾病中,可以看到边界不清的增厚的低回声腱周组织和正常跟腱之间的粘连,但是,如果粘连未被发现或不存在,就会存在假阴性的风险[77,78]。

一般来说,超声结果与组织病理结果相关联[8,79,80]。不同的肌腱超声检查结果或许可以预测疼痛性跟腱病患者的预后结果。而且对于临床诊断跟腱病的患者,相比于一个异常的超声表现,正常的超声结果则预示着更好的临床预后。

最后,可以通过增加多普勒彩色成像来收集更多的超声信息,其可以提示跟腱新生血管的形成。尽管新血管形成可能是肌腱愈合的一个征象,但其可能更适用于症状性跟腱病,且对于患者的预后无预期的影响,尤其是对于非手术治疗的患者[82]。新血管形成通常伴随着感觉神经纤维长入到肌腱病变区域。

磁共振成像

由于MRI能够在多个层面上提供清晰、准确而详细的图像,所以它是一种很好的影像学检查方式。但是MRI成本高,不能像超声一样提供实时的动态图像,检查结果存在假阳性等缺点限制了它的使用。

在MRI中,跟腱生理状况下前后径是6 mm,肌腱前方是较平坦的凹陷。正常跟腱中由于含水量较低和胶原纤维的紧密排列,其在所有MRI序列中均呈现黑色。

在跟腱内疾病中,跟腱通常纺锤状增厚,前方凹陷消失(图13-3)。在T1和T2加权相中可以看到肌腱病变区域信号增强。MRI检查疼痛性跟腱病患者异常中的敏感度和特异度分别是94%和81%。

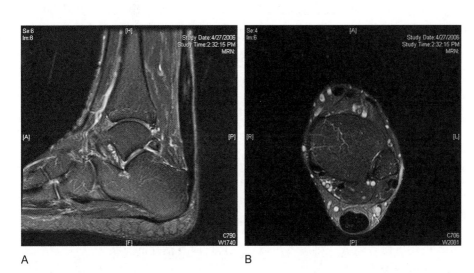

图13-3 图A为T2加权矢状面成像,显示跟腱位于跟骨附着位点近端的肌腱信号改变以及跟腱病变的范围。图B为T2加权横断面成像,显示跟腱病变区域信号改变的范围

但是,由于其灵敏度的提高,信号改变的出现可能导致无症状性跟腱疾病的诊断和治疗,疼痛性跟腱病患者的磁共振成像结果也可能在无症状患者中看到。术后的异常信号目前还不明确。

治疗方法

由于缺乏对非止点性跟腱病自然病程的了解,导致对干预措施的作用缺乏充分的认识。目前存在众多针对非止点性跟腱病的保守和手术治疗方案,意味着缺乏一种独立的明确治疗方法。这些治疗方法仅有回顾性的数据支持或凭经验所得,而不是循证研究的结果。本章节将重点讨论跟腱腱旁疾病和跟腱内疾病的非手术治疗;在第16章中,将讨论非止点性跟腱病的手术治疗。

保守治疗

保守治疗的目的是纠正内在和外在病因来缓解或改善症状。大多数疼痛性非止点跟腱病患者不用手术干预就可以成功治疗。

时间跨度最长的病例研究是由帕沃拉等[42]报告的，他的83例急性或亚急性跟腱疾病患者平均保守治疗了8年。在最后随访中，70名（84%）患者完全恢复到他们既往的运动水平，78名（94%）无症状或仅在剧烈运动时有轻微疼痛。这个分析报告包括问卷调查、临床检查、性能测试、肌肉力量测量和超声检查。此外，该作者研究发现，在8年随访期中，41%的患者健侧跟腱出现过度使用的症状。尽管非手术治疗取得了明显的成功，但是在随访中24名患者（29%）由于经过保守治疗没有充分缓解症状而进行了手术治疗。另外，其他研究认为非手术治疗失败率高达35%～50%[6,89]。

物理治疗

关于同心强化、偏心强化、拉伸运动和许多其他形式的物理治疗技术已在非止点性跟腱病的治疗中报告过。根据我们的经验，过度的拉伸治疗可能会加重症状。通常，我们会建议一种全程监督的物理治疗方案，这种治疗方式最终可以转变成一种患者可以在家自行康复治疗的方案。

治疗形式

包括冷疗、热疗[28]、按摩、超声波、电刺激[90]和激光疗法[91]等治疗形式都被使用过，但极少有证据支持它们的好处和作用。

离子电渗疗法是一种无创的，可以通过电流将高浓度的药物渗入关节或身体局部的治疗方式。应用电荷改变皮肤对药物的渗透性，可以将药物渗透到皮下1～2 cm的深度[92]，最常用的药物是类固醇和抗炎药。离子电渗疗法在多种肌肉骨骼疾病中都被证实有很好的疗效[90,93,94]，但其特定的作用和优势在跟腱疾病治疗中有限[95,96]。

偏心强化

在设计精妙的研究中，重负荷下小腿肌肉偏心强化在非止点性跟腱病治疗中表现出优异的治疗效果[33,97-99]。在慢性跟腱病中，偏心强化缓解疼痛的效果优于同心强化，研究显示81%～89%的患者症状减轻[33,99]。导致症状减轻的机制是跟腱抗张力强度的增加或者是通过拉伸肌肉肌腱单元的长度，从而导致踝关节活动时应变减小。

关于非止点性跟腱病偏心强化治疗的最初的前瞻性研究中，包含15名患有小腿疼痛和跟腱止点以上2～6 cm处局部肿胀症状的业余运动员,并且通过超声检查已经确证非止点性肌腱病。以上患者采取偏心拉伸治疗方案,包括15次偏心足跟下压,一天2组,一周7天,需要练习12周。练习就要有疼痛的感觉,如果感觉不到疼痛,就应该增加负荷直至疼痛出现。12周后,全部15名病患均感到满意,并且恢复到伤前的运动水平[33]。

一项随后的研究中,101位慢性非止点性跟腱病患者中有90位获得了令人满意的治疗结果[34],但是这项技术在止点性跟腱病患者中并没出现类似的优势。随访中对这些经过偏心强化治疗的患者进行了超声检查,显示这些患者的跟腱厚度变薄,肌腱外观较治疗前也更加符合生理学[35]。

矫正力线不良或双下肢不等长

奎斯特(Kvist)报道[3,26],在他的一组慢性跟腱疾病患者中,下肢力线不良发病率为60%。在跟腱过度使用性损伤的运动员中存在明显的前足内翻,反映出过度旋前是其发病诱发因素[3,26,30,31]。虽然矫正器和矫正鞋被用来治疗,但是并没有充分的证据来支持它们能够改变跟腱病的自然病程。有些作者提出在精英运动员中双下肢长度差异超过5 mm就会引起过度使用性损伤;但是目前双下肢不等长导致跟腱过度使用性损伤和跟腱病的作用和重要性尚不清楚[23]。

提踵训练

提踵训练作为一种消除跟腱过度紧张的手段被提倡,从而来减少跟腱疾病的刺激和疼痛。提踵1 inch(1 inch = 2.54 cm)可以减少将近50%的跖屈肌肉力矩[101]。

活动限制和训练因素

训练错误[102-104]、肌肉无力[28,105]、灵活性下降[11,28]和落后的训练设备[33,102]均被认为是跟腱病的重要病因,因此都需要纠正以减缓疼痛。尽管我们同意初始治疗策略应该包括这些错误的识别和纠正,但支持这些策略的证据仅限于回顾性研究、专家意见和个人经验。

非甾体类抗炎药

虽然非甾体类抗炎药(NSAIDs)可以减轻跟腱病急性期的症状,但没有证据证明这类药有助于肌腱病的根治。目前没有证据表明在慢性跟腱病中出现炎症标记物,因此非甾体类抗炎药在治疗中的作用受到质疑。对慢性跟腱病患者的病变中部进行组织学活检未发现任何炎症细胞浸润[97]。韦斯特林(Westlin)和奥斯特伦(Astrom)[106]报告了一项双盲、安慰剂对照试验,以评定非甾体类抗炎药对70名非风湿性成年跟腱病患者的治疗效果。患者被随机分配接受吡罗昔康或安慰剂治疗,两组都在治疗间歇期辅助伸展和力量训练,两组在研究期间任何时间段都没有表现出差异。此外,最近的研究表明,非甾体类抗炎药可能通过刺激增加腱内白三烯B4的水平来减缓肌腱愈合[107]。非甾体类抗炎药在急性期可能仍有作用,因此还是被推荐使用,它们可以减轻症状,但是对跟腱病的确定性治疗无作用。

糖皮质激素

关于腱旁组织注射与肌腱断裂相关性的担忧只是基于回顾性数据和个案报道。尽管大量的资料建议避免肌腱内注射,因为其会增加肌腱变性和断裂的风险[45, 108, 109],但糖皮质激素注射仍是治疗慢性肌腱疾病的常用方式[110-112]。荧光透视引导下的小剂量腱旁组织注射并没有出现严重的并发症或断裂[94]。一项关于可的松腱旁组织注射治疗跟腱病的meta分析和回顾性研究显示缺乏有效的数据来确定断裂的风险[113]。尽管如此,还是有研究报道类固醇注射后出现了部分断裂[114,115]。

尽管糖皮质激素注射被广泛、大量地使用,但其生理作用基础及其优势的系统性证据仍大量缺乏。腱旁组织注射与腱内注射应加以区别,对于腱旁组织注射,皮质类固醇所起的作用是强有力的炎症抑制剂,可以抑制粘连和瘢痕组织。腱旁组织注射依旧没有确定性的结论,有一些报道显示可以有40%的改善[94],但是另外的研究却显示相比于安慰剂,腱旁注射无明显改善[112]。精准的超声引导下的腱内注射但还未被广泛研究,只有少量的回顾性研究评估过腱内注射效果[45],但又没有足够的证据来支持或反驳精准腱内注射的作用(图13-4)。

替代注射

小剂量肝素、黏多糖和抑酶肽曾被提倡用于腱内变性疾病和腱旁疾病治疗,但又没有足够的证据来支持他们的使用[64, 116]。透明质酸是一种高分子量多糖,通常存在于腱鞘周围的滑液里,注射它的好处在于减少粘连形成。尽管该好处在兔子屈肌肌腱中已被证明,但在鼠跟腱模型中并没有显现[117,118]。这可能是因为跟腱缺乏一个如前所说的真正的滑膜腱鞘。

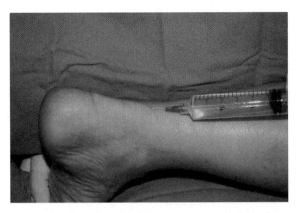

图13-4　在腱周组织和跟腱之间通过注射含或不含麻醉剂的生理盐水进行松解,可能会缓解类似于狭窄性屈肌腱鞘炎的粘连症状。松解可以和超声相结合以便更好地定位病变最严重的部位和在腱周组织与跟腱之间更直接地注射生理盐水

硬化剂

有关疼痛性非止点性跟腱病的发病机制的一种理论认为,新血管形成与疼痛产生有关,这个发现已被超声和彩色多普勒研究证实[64,66]。那么就可以假设消融新生血管可以减轻跟腱病带来的疼痛[64,66]。在新血管分布区域注射一种硬化剂(聚多卡醇),可以在6个月和2年内缓解80%的患者的疼痛[64]。虽然注射硬化剂是针对新血管形成的,但杀死伴随的感觉神经末梢才可以最大程度上减轻疼痛,这样就可以解释这种看似违反直觉的方法。目前不能确定这种治疗方法是否促进愈合还是仅限于缓解症状。

血管舒张技术

据报道,一氧化氮可以促进微循环、刺激成纤维细胞合成胶原蛋白,这有助于骨折和伤口的愈合,所以也可应用于肌腱病治疗中[119-121]。硝酸甘油是一种常用的药物,其在体内经过脱硝作用成为活性代谢物(一氧化氮)。

一组由65名患者(84跟腱)组成的随机、双盲、安慰剂对照的前瞻性试验,对比了连续局部使用硝酸甘油和仅采取康复措施治疗非止点性跟腱病的差异。硝酸甘油试验组缓解了疼痛,且改善了预后结果,有78%的跟腱在6个月时的日常活动中无症状,而安慰剂对照组则是49%。在3年后,相比于安慰剂组,继续接受硝酸甘油治疗的患者跟腱疼痛更少[122,123]。头痛可能是硝酸甘油治疗的一个潜在的不良反应。在一项研究中,32名患者中有17名患者(53%)出现过头痛,大多数患者在治疗的前2周表现出头痛症状[122,123]，其中只有1名患者因持续头痛不得不停止使用硝酸甘油[122,123]。

脉冲电磁场

脉冲电磁场（pulsed electro magnetic fields, PEMFs）可以增强钙和促进组织愈合的生长因子级联的结合。在大鼠跟腱模型中，PEMF可以增加跟腱的抗拉强度[124]。脉冲磁场（17 Hz）已被应用于大鼠跟腱病治疗的模型中，它会改善胶原纤维的线性排列[125]。相比对照组，阳极刺激组中用低强度脉冲电流刺激切断的鼠肌腱显示需要增加外力来使肌腱断裂[126]。

体外冲击波

体外冲击波（extracorporeal shock wave, ECSW）已经在肌肉骨骼系统的多种腱功能障碍疾病中（包括肩袖病变和髌腱病）被研究过[127-129]，同样也在止点性和非止点性跟腱病中被研究过[130-132]。在鼠模型中的一些证据表明其可以促进肌腱愈合，目前认为以上过程继发于早期阶段TGF-β1水平的升高和胰岛素样生长因子水平的持续升高（IGF-I）[133]。

富里亚（Furia）[132]将单剂量高能冲击波治疗34名非止点性跟腱患者的疗效与34名对照组患者进行对比，12个月后，高能冲击波组疗效显著，并且在统计学上表现出明显差异，但是体外冲击波可能会导致剂量相关性的肌腱损伤，包括在兔模型所展示的纤维蛋白样坏死、纤维化和炎症。因此，体外冲击波应该谨慎使用[134]。

目前医生对ECSW在治疗跟腱疾病中所起的作用非常感兴趣，但是，并没有充分的证据显示其在治疗非止点性跟腱病的特定作用。

结论

非手术治疗仍是非止点性跟腱病的一线治疗方法。我们尚未完全掌握跟腱腱旁疾病和跟腱病的发病机制及其自然病程，大多数非手术治疗方法在很大程度上是未经证实的和证据匮乏的。前瞻性的随机试验将明确我们现行的非手术治疗方法是否合理；未来的发展研究方向包括细胞因子、生长因子、基因治疗、组织工程和干细胞研究。

参考文献

[1] Jarvinen TA, Kannus P, Maffulli N, Khan KM. Achilles tendon disorders: etiology and

epidemiology. Foot Ankle Clin, 2005, 10(2): 255-266.

[2] Johansson C. Injuries in elite orienteers. Am J Sports Med, 1986, 14(5): 410-415.

[3] Kvist M. Achilles tendon injuries in athletes. Sports Med, 1994, 18(3): 173-201.

[4] Clain MR, Baxter DE. Achilles tendinitis. Foot Ankle, 1992, 13(8): 482-487.

[5] Khan KM, Cook JL, Kannus P, Maffulli N, Bonar SF. Time to abandon the "tendinitis" myth. BMJ, 2002, 324(7338): 626-627.

[6] Maffulli N, Khan KM, Puddu G. Overuse tendon conditions: time to change a confusing terminology. Arthroscopy, 1998, 14(8): 840-843.

[7] Astrom M, Rausing A. Chronic Achilles tendinopathy. A survey of surgical and histopathologic findings. Clin Orthop Rel Res, 1995, (316): 151-164.

[8] Kader D, Saxena A, Movin T, Maffulli N. Achilles tendinopathy: some aspects of basic science and clinical management. Br J Sports Med, 2002, 36(4): 239-249.

[9] Paavola M, Kannus P, Jarvinen TA, Khan K, Jozsa L, Jarvinen M. Achilles tendinopathy. J Bone Joint Surg [Am], 2002, 84-A(11): 2062-2076.

[10] el Hawary R, Stanish WD, Curwin SL. Rehabilitation of tendon injuries in sport. Sports Med, 1997, 24(5): 347-358.

[11] Clement DB, Taunton JE, Smart GW. Achilles tendinitis and peritendinitis: etiology and treatment. Am J Sports Med, 1984, 12(3): 179-184.

[12] Smart GW, Taunton JE, Clement DB. Achilles tendon disorders in runners—a review. Med Sci Sports Exerc, 1980, 12(4): 231-243.

[13] Soma CA, Mandelbaum BR. Achilles tendon disorders. Clin Sports Med, 1994, 13(4): 811-823.

[14] O'Brien M. The anatomy of the Achilles tendon. Foot Ankle Clin, 2005, 10(2): 225-238.

[15] O'Brien M. Functional anatomy and physiology of tendons. Clin Sports Med, 1992, 11(3): 505-520.

[16] Williams JG. Achilles tendon lesions in sport. Sports Med, 1986, 3(2): 114-135.

[17] Romanelli DA AL, Mandelbaum BR. Achilles rupture in the athlete; current science and treatment. Sports Med Arthroscopy Rev, 2000, (8): 377-386.

[18] Zantop T, Tillmann B, Petersen W. Quantitative assessment of blood vessels of the human Achilles tendon: an immunohistochemical cadaver study. Arch Orthop Trauma Surg, 2003, 123(9): 501-504.

[19] Lagergren C, Lindholm A. Vascular distribution in the Achilles tendon; an angiographic and microangiographic study. Acta Chir Scand, 1959, 116(5-6): 491-495.

[20] Ahmed IM, Lagopoulos M, McConnell P, Soames RW, Sefton GK. Blood supply of the Achilles tendon. J Orthop Res, 1998, 16(5): 591-596.

[21] Carr AJ, Norris SH. The blood supply of the calcaneal tendon. J Bone Joint Surg [Br], 1989, 71(1): 100-101.

[22] Kvist M, Jozsa L, Jarvinen M. Vascular changes in the ruptured Achilles tendon and paratenon. Int Orthop, 1992, 16(4): 377-382.

[23] Kannus P. Etiology and pathophysiology of chronic tendon disorders in sports. Scand J Med Sci Sports, 1997, 7(2): 78-85.

[24] Jarvinen TA, Kannus P, Paavola M, Jarvinen TL, Jozsa L, Jarvinen M. Achilles tendon injuries. Curr Opin Rheumatol, 2001, 13(2): 150-155.

[25] Kannus P, Niittymaki S, Jarvinen M, Lehto M. Sports injuries in elderly athletes: a three-year prospective, controlled study. Age Ageing, 1989, 18(4): 263-270.

[26] Kvist M. Achilles tendon injuries in athletes. Ann Chir Gynaecol, 1991, 80(2): 188-201.

[27] Kannus P, Jozsa L. Histopathological changes preceding spontaneous rupture of a tendon. J Bone Joint Surg [Am], 1991, 73: 1507-1525.

[28] Jozsa L, Kannus P. Human Tendons: Anatomy, Physiology, and Pathology. Champaign,

IL, Human Kineties, 1997.

[29] Holmes GB, Lin J. Etiologic factors associated with symptomatic Achilles tendinopathy. Foot Ankle Int, 2006, 27(11): 952−959.

[30] Nigg BM, Wakeling JM. Impact forces and muscle tuning: a new paradigm. Exerc Sport Sci Rev, 2001, 29(1): 37−41.

[31] McCrory JL, Martin DF, Lowery RB, et al. Etiologic factors associated with Achilles tendinitis in runners. Med Sci Sports Exerc, 1999, 31(10): 1374−1381.

[32] Kaufman KR, Brodine SK, Shaffer RA, Johnson CW, Cullison TR. The effect of foot structure and range of motion on musculoskeletal overuse injuries. Am J Sports Med, 1999, 27(5): 585−593.

[33] Alfredson H, Pietila T, Jonsson P, Lorentzon R. Heavy-load eccentric calf muscle training for the treatment of chronic Achilles tendinosis. Am J Sports Med, 1998, 26(3): 360−366.

[34] Fahlstrom M, Jonsson P, Lorentzon R, Alfredson H. Chronic Achilles tendon pain treated with eccentric calf-muscle training. Knee Surg Sports Traumatol Arthrosc, 2003, 11(5): 327−333.

[35] Ohberg L, Lorentzon R, Alfredson H. Eccentric training in patients with chronic Achilles tendinosis: normalised tendon structure and decreased thickness at follow up. Br J Sports Med, 2004, 38(1): 8−11.

[36] Roos EM, Engstrom M, Lagerquist A, Soderberg B. Clinical improvement after 6 weeks of eccentric exercise in patients with mid-portion Achilles tendinopathy—a randomized trial with 1-year follow-up. Scand J Med Sci Sports, 2004, 14(5): 286−295.

[37] Shalabi A, Kristoffersen-Wilberg M, Svensson L, Aspelin P, Movin T. Eccentric training of the gastrocnemius-soleus complex in chronic Achilles tendinopathy results in decreased tendon volume and intratendinous signal as evaluated by MRI. Am J Sports Med, 2004, 32(5): 1286−1296.

[38] Fahlstrom M, Lorentzon R, Alfredson H. Painful conditions in the Achilles tendon region in elite badminton players. Am J Sports Med, 2002, 30(1): 51−54.

[39] Leppilahti J, Orava S, Karpakka J, Takala T. Overuse injuries of the Achilles tendon. Ann Chir Gynaecol, 1991, 80(2): 202−207.

[40] Lysholm J, Wiklander J. Injuries in runners. Am J Sports Med, 1987, 15(2): 168−171.

[41] Kujala UM, Sarna S, Kaprio J. Cumulative incidence of achilles tendon rupture and tendinopathy in male former elite athletes. Clin J Sport Med, 2005, 15(3): 133−135.

[42] Paavola M, Kannus P, Paakkala T, Pasanen M, Jarvinen M. Long-term prognosis of patients with Achilles tendinopathy. An observational 8-year follow-up study. Am J Sports Med, 2000, 28(5): 634−642.

[43] Milgrom C, Finestone A, Zin D, Mandel D, Novack V. Cold weather training: a risk factor for Achilles paratendinitis among recruits. Foot Ankle Int, 2003, 24(5): 398−401.

[44] Paavola M, Kannus P, Jarvinen TA, Jarvinen TL, Jozsa L, Jarvinen M. Treatment of tendon disorders. Is there a role for corticosteroid injection? Foot Ankle Clin, 2002, 7(3): 501−513.

[45] Konig MJ T-PS, Qvistgaard E. Preliminary results of colour Doppler guided intratendinous glucocorticoid injection for Achilles tendinosis in 5 patients. Scand J Med Sci Sports, 2004, 14(2): 100−106.

[46] Laseter JT, Russell JA. Anabolic steroid-induced tendon pathology: a review of the literature. Med Sci Sports Exerc, 1991, 23(1): 1−3.

[47] Ribard P, Audisio F, Kahn MF, et al. Seven Achilles tendinitis including 3 complicated by rupture during fluoroquinolone therapy. J Rheumatol, 1992, 19(9): 1479−1481.

[48] Pierfitte C, Royer RJ. Tendon disorders with fluoroquinolones. Therapie, 1996, 51(4):

419-420.

[49] Khaliq Y, Zhanel GG. Fluoroquinolone-associated tendinopathy: a critical review of the literature. Clin Infect Dis, 2003, 36(11): 1404-1410.

[50] Kowatari K, Nakashima K, Ono A, Yoshihara M, Amano M, Toh S. Levofloxacin-induced bilateral Achilles tendon rupture: a case report and review of the literature. J Orthop Sci, 2004, 9(2): 186-190.

[51] Corps AN, Curry VA, Harrall RL, Dutt D, Hazleman BL, Riley GP. Ciprofloxacin reduces the stimulation of prostaglandin E(2) output by interleukin-1beta in human tendon-derived cells. Rheumatology (Oxford), 2003, 42(11): 1306-1310.

[52] Corps AN, Harrall RL, Curry VA, Fenwick SA, Hazleman BL, Riley GP. Ciprofloxacin enhances the stimulation of matrix metalloproteinase 3 expression by interleukin-1beta in human tendon-derived cells. A potential mechanism of fluoroquinolone-induced tendinopathy. Arthritis Rheum, 2002, 46(11): 3034-3040.

[53] Magra M, Maffulli N. Molecular events in tendinopathy: a role for metalloproteases. Foot Ankle Clin, 2005, 10(2): 267-277.

[54] Kvist M, Jozsa L, Jarvinen M, Kvist H. Fine structural alterations in chronic Achilles paratenonitis in athletes. Pathol Res Pract, 1985, 180(4): 416-423.

[55] Kvist M, Jozsa L, Jarvinen MJ, Kvist H. Chronic Achilles paratenonitis in athletes: a histological and histochemical study. Pathology, 1987, 19(1): 1-11.

[56] Kvist MH, Lehto MU, Jozsa L, Jarvinen M, Kvist HT. Chronic Achilles paratenonitis. An immunohistologic study of fibronectin and fibrinogen. Am J Sports Med, 1988, 16(6): 616-623.

[57] Rolf C, Movin T. Etiology, histopathology, and outcome of surgery in achillodynia. Foot Ankle Int, 1997, 18(9): 565-569.

[58] Tallon C, Maffulli N, Ewen SW. Ruptured Achilles tendons are significantly more degenerated than tendinopathic tendons. Med Sci Sports Exerc, 2001, 33(12): 1983-1990.

[59] Gomez DE, Alonso DF, Yoshiji H, Thorgeirsson UP. Tissue inhibitors of metalloproteinases: structure, regulation and biological functions. Eur J Cell Biol, 1997, 74(2): 111-122.

[60] Alfredson H, Lorentzon M, Backman S, Backman A, Lerner UH. cDNA-arrays and real-time quantitative PCR techniques in the investigation of chronic Achilles tendinosis. J Orthop Res, 2003, 21(6): 970-975.

[61] Ireland D, Harrall R, Curry V, et al. Multiple changes in gene expression in chronic human Achilles tendinopathy. Matrix Biol, 2001, 20(3): 159-169.

[62] Cilli F, Khan M, Fu F, Wang JH. Prostaglandin E2 affects proliferation and collagen synthesis by human patellar tendon fibroblasts. Clin J Sport Med, 2004, 14(4): 232-236.

[63] Wang JH, Iosifidis MI, Fu FH. Biomechanical basis for tendinopathy. Clin Orthop Rel Res, 2006, 443: 320-332.

[64] Ohberg L, Alfredson H. Ultrasound guided sclerosis of neovessels in painful chronic Achilles tendinosis: pilot study of a new treatment. Br J Sports Med, 2002, 36(3): 173-175, discussion 6-7.

[65] Ohberg L, Alfredson H. Effects on neovascularisation behind the good results with eccentric training in chronic mid-portion Achilles tendinosis? Knee Surg Sports Traumatol Arthrosc, 2004, 12(5): 465-470.

[66] Ohberg L, Lorentzon R, Alfredson H. Neovascularisation in Achilles tendons with painful tendinosis but not in normal tendons: an ultrasonographic investigation. Knee Surg Sports Traumatol Arthrosc, 2001, 9(4): 233-238.

[67] Binfield PM, Maffulli N. Surgical management of common tendinopathies of the lower limb. Sports Exerc Injury, 1997, 3: 116−122.

[68] Vora AM, Myerson MS, Oliva F, Maffulli N. Tendinopathy of the main body of the Achilles tendon. Foot Ankle Clin, 2005, 10(2): 293−308.

[69] Williams JG. Achilles tendon lesions in sport. Sports Med, 1993, 16(3): 216−220.

[70] Maffulli N, Kenward MG, Testa V, Capasso G, Regine R, King JB. Clinical diagnosis of Achilles tendinopathy with tendinosis. Clin J Sport Med, 2003, 13(1): 11−15.

[71] Fischer. Low Kilovolt Radiography. Philadelphia: WB Saunders, 1981.

[72] Fornage BD. Achilles tendon: US examination. Radiology, 1986, 159(3): 759−764.

[73] Kainberger FM, Engel A, Barton P, Huebsch P, Neuhold A, Salomonowitz E. Injury of the Achilles tendon: diagnosis with sonography. AJR Am J Roentgenol, 1990, 155(5): 1031−1036.

[74] Civeira F, Castillo JJ, Calvo C, et al. [Achilles tendon size by high resolution sonography in healthy population. Relationship with lipid levels]. Med Clin (Barc), 1998, 111(2): 41−44.

[75] Koivunen-Niemela T, Parkkola K. Anatomy of the Achilles tendon (tendo calcaneus) with respect to tendon thickness measurements. Surg Radiol Anat, 1995, 17(3): 263−268.

[76] Maffulli N, Regine R, Angelillo M, Capasso G, Filice S. Ultrasound diagnosis of Achilles tendon pathology in runners. Br J Sports Med, 1987, 21(4): 158−162.

[77] Laine HR, Harjula AL, Peltokallio P. Ultrasonography as a differential diagnostic aid in achillodynia. J Ultrasound Med, 1987, 6(7): 351−362.

[78] Paavola M, Paakkala T, Kannus P, Jarvinen M. Ultrasonography in the differential diagnosis of Achilles tendon injuries and related disorders. A comparison between preoperative ultrasonography and surgical findings. Acta Radiol, 1998, 39(6): 612−619.

[79] Movin T, Gad A, Guntner P, Foldhazy Z, Rolf C. Pathology of the Achilles tendon in association with ciprofloxacin treatment. Foot Ankle Int, 1997, 18(5): 297−299.

[80] Movin T, Guntner P, Gad A, Rolf C. Ultrasonography-guided percutaneous core biopsy in Achilles tendon disorder. Scand J Med Sci Sports, 1997, 7(4): 244−248.

[81] Archambault JM, Wiley JP, Bray RC, Verhoef M, Wiseman DA, Elliott PD. Can sonography predict the outcome in patients with achillodynia? J Clin Ultrasound, 1998, 26(7): 335−339.

[82] Zanetti M, Metzdorf A, Kundert HP, et al. Achilles tendons: clinical relevance of neovascularization diagnosed with power Doppler US. Radiology, 2003, 227(2) 556−560.

[83] Nehrer S, Breitenseher M, Brodner W, et al. Clinical and sonographic evaluation of the risk of rupture in the Achilles tendon. Arch Orthop Trauma Surg, 1997, 116(1−2): 14−18.

[84] Karjalainen PT, Ahovuo J, Pihlajamaki HK, Soila K, Aronen HJ. Postoperative MR imaging and ultrasonography of surgically repaired Achilles tendon ruptures. Acta Radiol, 1996, 37(5): 639−646.

[85] Karjalainen PT, Aronen HJ, Pihlajamaki HK, Soila K, Paavonen T, Bostman OM. Magnetic resonance imaging during healing of surgically repaired Achilles tendon ruptures. Am J Sports Med, 1997, 25(2): 164−171.

[86] Schweitzer ME, Karasick D. MR imaging of disorders of the Achilles tendon. AJR Am J Roentgenol, 2000, 175(3): 613−625.

[87] Haims AH, Schweitzer ME, Patel RS, Hecht P, Wapner KL. MR imaging of the Achilles tendon: overlap of findings in symptomatic and asymptomatic individuals. Skeletal Radiol, 2000, 29(11): 640−645.

[88] Soila K, Karjalainen PT, Aronen HJ, Pihlajamaki HK, Tirman PJ. High-resolution MR imaging of the asymptomatic Achilles tendon: new observations. AJR Am J Roentgenol, 1999, 173(2): 323−328.

[89] Saltzman CL, Tearse DS. Achilles tendon injuries. J Am Acad Orthop Surg, 1998, 6(5): 316−325.

[90] Rivenburgh DW. Physical modalities in the treatment of tendon injuries. Clin Sports Med, 1992, 11(3): 645−659.

[91] Siebert W. What is the efficacy of 'soft' and 'mid' lasers in therapy of tendinopathies? A double blind study. Arch Orthop Trauma Surg, 1987, 106: 358−363.

[92] Glass JM, Stephen RL, Jacobson SC. The quantity and distribution of radiolabeled dexamethasone delivered to tissue by iontophoresis. Int J Dermatol, 1980, 19(9): 519−525.

[93] Nowicki KD, Hummer CD 3rd, Heidt RS Jr, Colosimo AJ. Effects of iontophoretic versus injection administration of dexamethasone. Med Sci Sports Exerc, 2002, 34(8): 1294−1301.

[94] Gill SS, Gelbke MK, Mattson SL, Anderson MW, Hurwitz SR. Fluoroscopically guided low-volume peritendinous corticosteroid injection for Achilles tendinopathy. A safety study. J Bone Joint Surg [Am], 2004, 86A(4): 802−806.

[95] Neeter C, Thomee R, Silbernagel KG, Thomee P, Karlsson J. Iontophoresis with or without dexamethazone in the treatment of acute Achilles tendon pain. Scand J Med Sci Sports, 2003, 13(6): 376−382.

[96] Ozgocmen S, Kiris A, Ardicoglu O, Kocakoc E, Kaya A. Glucocorticoid iontophoresis for Achilles tendon enthesitis in ankylosing spondylitis: significant response documented by power Doppler ultrasound. Rheumatol Int, 2005, 25(2): 158−160.

[97] Alfredson H. Chronic midportion Achilles tendinopathy: an update on research and treatment. Clin Sports Med, 2003, 22(4): 727−741.

[98] Alfredson H, Lorentzon R. Chronic Achilles tendinosis: recommendations for treatment and prevention. Sports Med, 2000, 29(2): 135−146.

[99] Silbernagel KG, Thomee R, Thomee P, Karlsson J. Eccentric overload training for patients with chronic Achilles tendon pain—a randomised controlled study with reliability testing of the evaluation methods. Scand J Med Sci Sports, 2001, 11(4): 197−206.

[100] Bruckner P, Khan K. Clinical Sports Medicine, 2nd ed. Sydney: McGraw-Hill, 2001.

[101] Akizuki KH, Gartman EJ, Nisonson B, Ben-Avi S, McHugh MP. The relative stress on the Achilles tendon during ambulation in an ankle immobiliser: implications for rehabilitation after Achilles tendon repair. Br J Sports Med, 2001, 35(5): 329−333; discussion 33−34.

[102] Brody. Running injuries. Prevention and management. Clin Symp, 1987, 39: 1−36.

[103] Morelli V, James E. Achilles tendonopathy and tendon rupture: conservative versus surgical management. Prim Care, 2004, 31(4): 1039−1054, x.

[104] Welsh RP, Clodman J. Clinical survey of Achilles tendinitis in athletes. Can Med Assoc J, 1980, 122(2): 193−195.

[105] Appell HJ. Skeletal muscle atrophy during immobilization. Int J Sports Med, 1986, 7(1): 1−5.

[106] Astrom M, Westlin N. No effect of piroxicam on Achilles tendinopathy. A randomized study of 70 patients. Acta Orthop Scand, 1992, 63(6): 631−634.

[107] Li Z, Yang G, Khan M, Stone D, Woo SL, Wang JH. Inflammatory response of human tendon fibroblasts to cyclic mechanical stretching. Am J Sports Med, 2004, 32(2): 435−440.

[108] Fredberg U, Bolvig L, Pfeiffer-Jensen M, Clemmensen D, Jakobsen BW, Stengaard-

Pedersen K. Ultrasonography as a tool for diagnosis, guidance of local steroid injection and, together with pressure algometry, monitoring of the treatment of athletes with chronic jumper's knee and Achilles tendinitis: a randomized, double-blind, placebo-controlled study. Scand J Rheumatol, 2004, 33(2): 94–101.

[109] Kapetanos G. The effect of the local corticosteroids on the healing and biomechanical properties of the partially injured tendon. Clin Orthop Rel Res, 1982, (163): 170–179.

[110] Fredberg U. Local corticosteroid injection in sport: review of literature and guidelines for treatment. Scand J Med Sci Sports, 1997, 7(3): 131–139.

[111] Shrier I, Matheson GO, Kohl HW, 3rd. Achilles tendonitis: are corticosteroid injections useful or harmful? Clin J Sport Med, 1996, 6(4): 245–250.

[112] Speed CA. Fortnightly review: Corticosteroid injections in tendon lesions. BMJ, 2001, 323(7309): 382–386.

[113] Speed C. Corticosteroid injections in tendon lesions. BMJ, 2001, 323(7309): 382–386.

[114] Astrom M. Partial rupture in chronic Achilles tendinopathy. A retrospective analysis of 342 cases. Acta Orthop Scand, 1998, 69(4): 404–407.

[115] Ljungqvist R. Subcutaneous partial rupture of the Achilles tendon. Acta Orthop Scand, 1967, suppl 113: 1.

[116] Capasso NM. Preliminary results with peritendinous protease inhibitor injections in the management of Achilles tendinitis. J Sports Traumatol Rel Res, 1993, 15: 37–43.

[117] Tuncay I, Ozbek H, Atik B, Ozen S, Akpinar F. Effects of hyaluronic acid on postoperative adhesion of tendo calcaneus surgery: an experimental study in rats. J Foot Ankle Surg, 2002, 41(2): 104–108.

[118] Tatari H, Skiak E, Destan H, Ulukus C, Ozer E, Satoglu S. Effect of hylan G-F, 20 in Achilles' tendonitis: an experimental study in rats. Arch Phys Med Rehabil, 2004, 85(9): 1470–1474.

[119] Murrell GA. Using nitric oxide to treat tendinopathy. Br J Sports Med, 2007, 41(4): 227–231.

[120] Szomor ZL, Appleyard RC, Murrell GA. Overexpression of nitric oxide synthases in tendon overuse. J Orthop Res, 2006, 24(1): 80–86.

[121] Paoloni JA, Appleyard RC, Nelson J, Murrell GA. Topical nitric oxide application in the treatment of chronic extensor tendinosis at the elbow: a randomized, double-blinded, placebo-controlled clinical trial. Am J Sports Med, 2003, 31(6): 915–920.

[122] Paoloni JA, Appleyard RC, Nelson J, Murrell GA. Topical glyceryl trinitrate treatment of chronic noninsertional Achilles tendinopathy. A randomized, double-blind, placebo-controlled trial. J Bone Joint Surg [Am], 2004, 86–A(5): 916–922.

[123] Paoloni JA, Murrell GA. Three-year followup study of topical glyceryl trinitrate treatment of chronic noninsertional Achilles tendinopathy. Foot Ankle Int, 2007, 28(10): 1064–1068.

[124] Strauch B, Patel MK, Rosen DJ, Mahadevia S, Brindzei N, Pilla AA. Pulsed magnetic field therapy increases tensile strength in a rat Achilles' tendon repair model. J Hand Surg [Am], 2006, 31(7): 1131–1135.

[125] Lee EW, Maffulli N, Li CK, Chan KM. Pulsed magnetic and electromagnetic fields in experimental Achilles tendonitis in the rat: a prospective randomized study. Arch Phys Med Rehabil, 1997, 78(4): 399–404.

[126] Owoeye I, Spielholz NI, Fetto J, Nelson AJ. Low-intensity pulsed galvanic current and the healing of tenotomized rat Achilles tendons: preliminary report using load-to-breaking measurements. Arch Phys Med Rehabil, 1987, 68(7): 415–418.

[127] Vulpiani MC VM, Savoia V, Di Pangrazio E, Trischitta D, Ferretti A. Jumper's knee treatment with extracorporeal shock wave therapy: a long-term follow-up observational

study. J Sports Med Phys Fitness, 2007, 47(3): 323-328.

[128] Albert JD, Meadeb J, Guggenbuhl P,. High-energy extracorporeal shock-wave therapy for calcifying tendinitis of the rotator cuff: a randomised trial. J Bone Joint Surg Br, 2007, 89(3): 335-341.

[129] Wang CJ, Ko JY, Chan YS, Weng LH, Hsu SL. Extracorporeal shockwave for chronic patellar tendinopathy. Am J Sports Med, 2007, 35(6): 972-978.

[130] Furia J. High-energy extracorporeal shock wave therapy as a treatment for insertional Achilles tendinopathy. Am J Sports Med, 2006, 34(5): 733-740.

[131] Sems A DR, Iannotti JP. Extracorporeal shock wave therapy in the treatment of chronic tendinopathies. J Am Acad Orthop Surg, 2006, 14(4): 195-204.

[132] Furia J. High-energy extracorporeal shock wave therapy as a treatment for chronic noninsertional Achilles tendinopathy. Am J Sports Med, 2008, 36(3): 502-508.

[133] Chen YJ, Wang CJ, Yang KD, et al. Extracorporeal shock waves promote healing of collagenase-induced Achilles tendinitis and increase TGF-beta1 and IGF-I expression. J Orthop Res, 2004, 22(4): 854-861.

[134] Rompe JD. Shock wave therapy for chronic Achilles tendon pain: a randomized placebo-controlled trial. Clin Orthop Rel Res, 2006, 445: 276-277; author reply 277.

非手术治疗跟腱病

贾斯廷·保罗尼和乔治·A.C.默雷尔

解剖学

比目鱼肌和腓肠肌在小腿处联合形成跟腱,附止于跟骨后结节。跟腱肌肉肌腱复合体是最主要的踝跖屈肌。跟腱是人体最大、最强壮的肌腱,可以承受身体10倍的重量[1]。

跟腱具有螺旋形结构,内部旋转,然后向下止于跟骨后方。跟骨后滑液囊位于跟腱前方,在跟腱与其止点紧邻的跟骨之间,为肌腱在骨质表面滑动提供润滑作用。跟腱后滑液囊在跟腱止点后方,为跟腱与覆盖在其上的皮肤提供润滑作用。在止点性跟腱病中,无论跟骨后滑液囊、跟骨结节,还是跟腱囊,都有可能参与其病理过程[2]。

生物力学

当人体处于行走站立期时,踝关节跖屈肌占主导地位,并且大部分力量来自跟腱。在山坡或弧形地面跑步、训练强度或里程的改变以及穿不合适的鞋都有可能导致跟腱病[3-5]。

由于跟腱止于跟骨,距跟(距下)运动会产生肌腱剪切力,因而功能性的距下关节过度旋前可能是跟腱病的病因[6,7]。距下关节旋前会导致胫骨内旋,而膝关节伸直会导致胫骨外旋,这样的肌腱"鞭打动作"有可能损伤肌腱血管分布并导致胶原纤维变性。

病理生理学

跟腱病是一种退行性的病变[8,9]，在赛跑运动员中有6.5% ～ 18%的发病率[1,3,5]，目前认为其是解剖学和生物力学因素共同导致的肌腱变性[3-7,10,11]。

在跟腱损伤时，腱旁组织代谢发生改变，导致分解代谢增加、氧合作用减少，并且损害了腱旁组织的滑动功能[8,9,12]。早期的腱旁组织损伤有可能导致随后的肌腱变性和肌腱病。肌腱细胞由于重复的负荷而凋亡也可能会导致肌腱退变[13]。

按组织病理学所描述，肌腱病变性的特征包括胶原纤维分解和断裂、黏液样变性、新生血管形成以及炎症细胞缺乏[8,9,14]。

动物肌腱的新陈代谢相对比较缓慢，已证实其氧摄取只有肌肉的13%，并且需要超过100天的时间来合成在结构上和生物力学上成熟的胶原[15]。正常情况下，胶原纤维需要12 ～ 16周时间形成有效的交联结构来提供强有力的弹性瘢痕[16]。这3 ～ 4个月的动物肌腱愈合期对人跟腱病的治疗有所启示，这就是为什么跟腱病等肌腱病有转向慢性的原因。

分类

跟腱病按止点性和非止点性分类。非止点性跟腱病的肌腱变性一般发生在位于跟骨止点上方2 ～ 6 cm的乏血管区域[17]。止点性跟腱病涉及肌腱-骨结合处，还可能涉及凸起的跟骨后上方结节（Haglund畸形）[2]。Haglund畸形通过机械磨损和化学侵蚀跟骨后方滑液囊和其上的肌腱而导致了止点性跟腱病的发生。跟腱后滑液囊也可能参与跟腱病的形成过程，其通常是由于鞋子摩擦导致的。

临床特征

跟腱病的主要症状是疼痛。根据跟腱局部疼痛和压痛部位可以鉴别止点性和非止点性跟腱病。非止点性跟腱病的疼痛、肿胀和压痛在跟骨止点上方2 ～ 6 cm处（图14-1），而止点性跟腱病疼痛和压痛的位置在跟骨止点上。疼痛通常在早晨更为剧烈，这可能与早晨肌腱僵硬有关，活动肌腱可以减轻疼痛，但活动后会再发（见下文的病例展示部分）。随着病情发展，疼痛

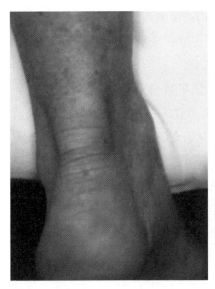

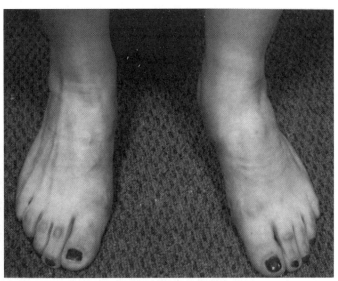

图 14-1 非止点性跟腱病其疼痛、肿胀及压痛部位通常位于跟腱附着点上方 2 ~ 6 cm 处

图 14-2 距下关节在站立位时过度旋前,在左足纵弓部分塌陷时尤为明显。过度的距下关节旋前可能会增加跟腱及其血管的扭转力,从而导致跟腱病的发生

可能会变成持续性的,甚至像走路等轻微活动也会疼痛。

临床检查触诊可以发现局部肌腱压痛、肌腱增厚以及捻发音。踝关节被动背屈时压痛可能会减轻。在止点性跟腱病中可以看到明显的跟腱后滑囊炎(图 14-2)以及距下关节过度旋前或扁平足。踝关节活动受限和跖屈力量减弱不常见。

病例展示

一名 42 岁男性 4 个月前无明显诱因出现跑步时和跑步后左足跟疼痛。在过去 7 个月中,他为了减肥增加了跑步距离,并从跑步机每周跑 2 次改为地面每周跑 4 次。他主诉早晨有跟腱疼痛和僵硬,并且在跟腱稍长时间不活动时即有僵硬感。

体格检查发现他站立时有扁平足和距下过度旋前,负重情况下踝内翻和外翻时足跟疼痛。跟腱止点上方 3 ~ 5 cm 处有压痛,被动拉伸时该区域压痛减轻。

踝部 X 线检查正常,但是超声检查显示跟腱存在低回声的纺锤状增厚区域,并且有胶原纤维紊乱和断裂。

从临床和影像学上来看,该患者患有非止点性跟腱病,治疗包括常规的冰敷、扑热息痛/对乙酰氨基酚止痛、短期内避免剧烈活动、规律的跟腱拉伸以及跟腱偏心加强训练。其他措施,例如支撑鞋或矫形器进行足部控制也很重要。

4周后患者的跟腱疼痛有所缓解,但是早晨仍有疼痛和僵硬感,行走时无疼痛。检查跟腱压痛持续存在。他一直遵医嘱穿着矫形器或支撑鞋,并且医生鼓励他继续拉伸和锻炼,开始每天局部使用1.25 mg硝酸甘油。

4周后复查,他遵循了所有非手术治疗措施。跟腱除了轻微的晨僵外无其他不适,查体跟腱存在轻度压痛。嘱其继续功能锻炼、穿支撑鞋和矫形器以及局部使用硝酸甘油。

再4周后复查,经过一共12周治疗,在2～3周前已没有任何症状。他逐渐地开始重新跑步,应用间歇法即跑一段时间后休息数天,并且跑步时穿着支撑鞋,嘱其继续拉伸和锻炼6～8周。

16周后复查,他已经没有任何症状,并且可以每周无症状跑3次2～3 km。医生建议其缓慢增加跑步量,并继续拉伸和锻炼。

检查

跟腱病是一个临床诊断,负重下踝关节X线可以用来排除骨病病变。超声(图14-3)和MRI(图14-4)可以证实病变,但一般不需要。用超声和MRI检查会有很高的无症状跟腱变性发病率,这会混淆诊断[18-20]。

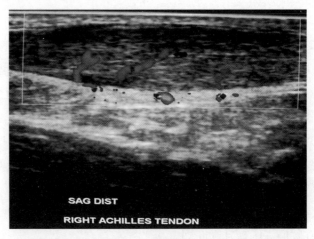

图14-3 多普勒超声显示非止点性跟腱病,伴有纺锤状肌腱肥厚、低回声区以及肌腱血流量的增加意味着新血管形成

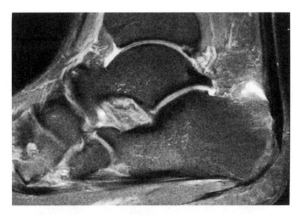

图14-4 MRI显示伴有跟骨后滑囊炎及跟骨后方 Haglund 畸形的止点性跟腱病

治疗

锻炼康复是治疗跟腱病的主要方法[4,10,11,21,22]，还有很多其他建议的治疗方法，但锻炼康复具有最佳的有效性证据，而且是所有治疗方案的核心。

停止剧烈活动转而休息（相对休息或者降低活动量）是符合逻辑的，但缺乏有效的临床证据。然而，由于大家普遍认同跟腱变性是由于过度使用或负重造成的，并且肌腱愈合的窗口期3～4个月，所以短期内要求患者避免剧烈运动是合理的。如果患者无法休息或有剧烈疼痛，建议使用有厚衬垫的靴型石膏6周来保持相对休息[4]。

跟腱病疼痛可能需要镇痛药来治疗，初期鼓励合理使用冰敷作为控制疼痛和肿胀的简单处理方法。扑热息痛/对乙酰氨基酚/泰诺林对于治疗软组织损伤所致的疼痛与非甾体类抗炎药（NSAIDs）有效性相同[23,24]，但NSAIDs没有证实对治疗跟腱病有临床功效[25-27]。因此如果治疗跟腱病需要止痛，扑热息痛/对乙酰氨基酚或许是最好的选择。对于与止点性跟腱病有关的滑囊炎止痛，NSAIDs也很合适。

抬高足跟的装置在行走时减少了跟腱的跖屈应力[28]，是一种比较便宜的治疗方式，一般建议垫高双侧足跟1.5 cm[4]。矫形器可以控制距下关节旋前患者的距下活动，目前提倡在行走或跑步等负重活动时减少跟腱应力[4,6,7,29-32]。

跟腱拉伸可以恢复跟腱长度，并且刺激肌腱沿着正常应力负荷的方向愈合[33,34]。拉伸锻炼在治疗跟腱病中只有有限的临床有效性证据，基础研究表明拉伸锻炼有助于恢复损伤肌腱的正常生物力学特性，因此将长时间的静态拉伸腓肠肌和比目鱼肌作为治疗方案的一部分。

　　偏心性跟腱锻炼,例如在台阶上进行足跟下落训练(图14-5),重复训练12周,可以减轻慢性非止点性跟腱病疼痛,且恢复正常活动[35]。患肢不宜做同心提踵运动,因为这样会降低疗效[36]。对于止点性跟腱病,用偏心锻炼法疗效不佳[37],而且早期拉伸或运动会增加跟腱疼痛。治疗止点性跟腱病最初阶段应该避免这些活动,重点减少对肌腱的机械损伤以及像伴发的滑囊炎等炎症[10,24,28]。

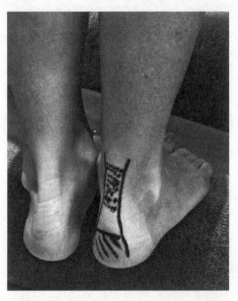

图14-5　根据Alfredson康复计划,进行偏心跟腱强化锻炼,该锻炼通常称为"足跟下落"练习,前足置于台阶上而后足悬空于台阶边缘使得足跟低于台阶水平,这个落差使得跟腱在负荷下拉长,并能刺激跟腱愈合,注意不进行同心训练

　　目前没有证实局部注射皮质类固醇对跟腱病和腱鞘炎有效[39],并且腱内注射有肌腱断裂的风险,通常不应用来治疗非止点性跟腱病[40-42]。但是或许可以使用皮质类固醇局部注射来治疗伴发滑囊炎的止点性跟腱病[24,41,43]。

　　体外冲击波治疗已经证实对治疗顽固的止点性跟腱病有效[44],近来有证据显示该疗法对治疗非止点性跟腱病具有与偏心锻炼相似的疗效[45]。目前体外冲击波治疗可能是治疗顽固性跟腱病的最佳方法。

　　局部连续使用硝酸甘油,1.25 mg/24 h,配合锻炼康复,已被证实可以有效改善无症状的慢性非止点性跟腱病的预后[46],这些影响在随访的3年中持续存在(图14-6)[47]。该治疗方式最好用于初始治疗无效的慢性非止点性跟腱病,而且应该认识到该药品在发布时没有被食品和药品管理局批准

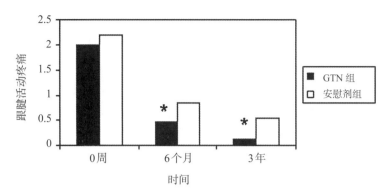

图14-6 图表显示了持续局部硝酸甘油治疗慢性非止点性跟腱病跟腱疼痛的疗效,用星号标记 $P < 0.05$,存在显著差异

用于此目的。5% ～ 10%的患者出现头痛和皮疹等不良反应,治疗止点性跟腱病的疗效还不确切。

抑酶肽是一种非金属蛋白酶和胶原酶抑制剂,其减轻跟腱病疼痛和改善预后功能的有效性证据有限[48],而且最近的研究表明它不比安慰剂更有效[49]。

抑酶肽最常见的不良反应是3%的患者会出现轻微过敏反应,尽管过敏反应可以发生。由于存在过敏风险,抑肽酶注射最好只用于顽固性跟腱病,而且必须认识到该药物在发布时FDA并没有批准用于此目的。

多普勒超声引导下聚多卡醇注射,这种组织硬化剂可以用来破坏病变肌腱中的新生血管(图14-7),有证据表明这种治疗方式可以有效缓解疼痛和提高患者预后[50,51],这种影响在随访的2年中持续存在[52]。这种治疗方法没有不良反应,但它相对较新,因此目前仅限于专业治疗中心使用。

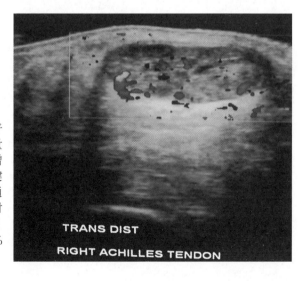

图14-7 跟腱横断面的多普勒超声显示肌腱实质血流量增加,提示跟腱病变的血管增生,大部分增加血流位于跟腱的深面,这些新生血管可以通过类似治疗静脉曲张时注射硬化剂去除,治疗4～6个月可以减少80%的患者约80%的疼痛

另一项被提倡用于肌肉骨骼损伤如跟腱病的治疗方法是增生疗法,即利用增殖剂例如高张葡萄糖进行增生疗法,但是没有证据表明其对治疗跟腱损伤有效[24,53]。通常将增生疗法作为治疗跟腱病的最后手段。

对于任何肌腱病,包括跟腱病,如果6～12个月的非手术治疗不能缓解症状则表明需要外科手术干预。从患者的角度如果存在无法忍受的疼痛或功能障碍,应该及时手术干预。

恢复运动

对于跟腱病,恢复完全体育运动的时间是不同的,但通常需要6～12个月。交叉训练以保持健康和控制体重是值得鼓励的,要经常参与无痛的和非负重的活动,例如骑车、游泳或者划船。一旦患者在像走路等日常活动中没有症状,可以逐渐开始较剧烈的负重活动,例如开始步行锻炼或跑步。负重运动的恢复应该始终注意渐进性,并嘱其穿支撑性的鞋类来控制脚过度活动,确保休息时间以便肌腱能适应增加的应力,密切监测跟腱症状防止超负荷和再次损伤。

预后

为数不多的关于跟腱病自然病程的研究之一是一项随访8年的研究,以确定最初非手术治疗的急性或亚急性跟腱病患者的远期预后[54]。该研究表明跟腱病患者的远期预后普遍较好,有94%的人没有症状或仅在剧烈运动时有轻微跟腱疼痛,有84%的人完全恢复运动水平。尽管有这些令人鼓舞的结果,但对受累和未受累的跟腱进行性能测试、临床检查以及超声检查,仍有非常显著的差异,29%跟腱病患者非手术治疗失败,需要手术治疗。

参考文献

[1] Clain M, Baxter D.E. Achilles tendinitis. Foot Ankle Int, 1992 , 13(8): 482-487.

[2] Merkel K, Hess H, Kunz M. Insertional tendinopathy in athletes: a light microscope, histochemical and electron microscope examination. Pathol Res Pract, 1982, 173: 303-309.

[3] Clement D, Taunton JE, Smart GW. A survey of overuse running injuries. Physician Sports Med, 1981, 9(5): 47-58.

[4] Brukner P, Khan K. Clinical Sports Medicine, 3rd ed. Sydney: Blackwell Scientific, 2005.

[5] Krissoff W, Ferris WD. Runner's injuries. Physician Sports Med, 1979, 7(12): 55-64.

[6] Burdett R. Forces predicted at the ankle during running. Med Sci Sports, 1982, 14: 308-316.

[7] Scott S, Winter DA. Internal forces at chronic running injury sites. Med Sci Sports Exerc, 1990, 22(3): 357-369.

[8] Khan K, Cook JL, Bonar F,. Histopathology of common tendinopathies. Sports Med, 1999, 27(6): 393-408.

[9] Astrom M, Rausing A. Chronic Achilles tendinopathy: a survey of surgical and histopathological findings. Clin Orthop, 1995, 316: 151-164.

[10] Alfredson H, Lorentzon R. Chronic Achilles tendinosis. Recommendations for treatment and prevention. Sports Med, 2000, 29(2): 135-146.

[11] Renstrom AFH. An introduction to chronic overuse injuries. In: Harris M, Williams C, Stanish WD eds., Oxford Textbook of Sports Medicine. New York: Oxford University Press, 1994, 531-545.

[12] Kvist M, Jozsa L, Jarvinen M. Chronic Achilles paratenonitis in athletes: a histological and histochemical study. Pathology, 1987, 19: 1-11.

[13] Arnoczky S, Tian T, Lavagnino M,. Activation of stress-activated protein kinases (SAPK) in tendon cells following cyclic strain: the effects of strain frequency, strain magnitude, and cytosolic calcium. J Orthop Res, 2002, 20: 947-952.

[14] Puddu G, Ippolito E, Postacchini F. A classification of Achilles tendon disease. Am J Sports Med, 1976, 4: 145-150.

[15] Murrell G, Jang D, Deng XH,. Effects of exercise on Achilles tendon healing in a rat model. Foot Ankle Int, 1998, 19(9): 598-603.

[16] Vailas A, Tipton CM, Laughlin HL,. Physical activity and hypophysectomy on the aerobic capacity of ligaments and tendons. J Appl Physiol, 1978, 44(4): 542-546.

[17] Lagergen C. Vascular distribution in Achilles tendon—an angiographic and microangiographic study. Acta Chir Scand, 1958, 116: 491-495.

[18] Harris CA, Peduto AJ. Achilles tendon imaging. Aust Radiol, 2006, 50(6): 513-525.

[19] Cook JL, Khan KM, Purdam C. Achilles tendinopathy. Manual Ther, 2002, 7(3): 121-130.

[20] Kainberger F, Mittermaier F, Seidl G,. Imaging of tendons-adaptation, degeneration, rupture. Eur J Radiol, 1997, 25(3): 209-222.

[21] Werd MB. Achilles tendon sports injuries: a review of classification and treatment. J Am Podiatr Med Assoc, 2007, 97(1): 37-48.

[22] McLauchlan GJ, Handoll HH. Interventions for treating acute and chronic Achilles tendinitis. Cochrane Data System Rev, 2001, 2.

[23] DeGara C, Taylor M, Hedges A. Assessment of analgesic drugs in soft tissue injuries presenting to an accident and emergency department—a comparison of antrafenine, paracetamol, and placebo. Postgrad Med J, 1982, 58: 489-492.

[24] Paoloni JA, Orchard J. The use of therapeutic medications in soft tissue injuries. Med J Aust, 2005, 183(7): 384-388.

[25] McLauchlan G, Handoll HHG. Interventions for treating acute and chronic Achilles tendinitis. Cochrane Data System Rev, 2004, 4.

[26] Astrom M, Westlin N. No effect of piroxicam on Achilles tendinopathy. A randomized study of 70 patients. Acta Orthop Scand, 1992, 63(6): 631-634.

[27] Auclair J, Georges M, Grapton X,. A double-blind controlled multicenter study of percutaneous niflumic acid gel and placebo in the treatment of Achilles heel tendinitis. Curr Ther Res Clin Exp, 1989, 46(4): 782-788.

[28] Akizuki KH, Gartman EJ, Nisonson B,. The relative stress on the Achilles tendon during ambulation in an ankle immobiliser: implications for rehabilitation after Achilles

tendon repair. Br J Sports Med, 2001, 35(5): 329−333.

[29] Wilson JJ, Best TM. Common overuse tendon problems: a review and recommendations for treatment. Am Fam Phys, 2005, 72(5): 811−818.

[30] Wallace RG, Traynor IE, Kernohan WG,. Combined conservative and orthotic management of acute ruptures of the Achilles tendon. J Bone Joint Surg [Am], 2004, 86−A(6): 1198−1202.

[31] Mazzone MF, McCue T. Common conditions of the Achilles tendon. Am Fam Phys, 2002, 65(9): 1805−1810.

[32] Sobel E, Levitz SJ, Caselli MA. Orthoses in the treatment of rear foot problems. J Am Podiatr Med Assoc, 1999, 89(5): 220−233.

[33] Iwuagwu F, McGrouther DA. Early cellular response in tendon injury: the effect of loading. Plast Recon Surg, 1998, 102(6): 2064−2071.

[34] Kvist M, Jarvinen M. Clinical, histochemical and biomechanical features in repair of muscle and tendon injuries. Int J Sports Med, 1982, 3: 12−14.

[35] Alfredson H, Pietila T, Jonsson P,. Heavy-load eccentric calf muscle training for the treatment of chronic Achilles tendinosis. Am J Sports Med, 1998, 26(3): 360−366.

[36] Niesen-Vertommen S, Taunton JE, Clement DB. The effect of eccentric versus concentric exercise in the management of Achilles tendonitis. Clin J Sports Med, 1992, 2: 109−113.

[37] Fahlstrom M, Jonsson P, Lorentzon R,. Chronic Achilles tendon pain treated with eccentric calf-muscle training. Knee Surg Sports Traumatol Arth, 2003, 11(5): 327−333.

[38] Krishna Sayana M, Maffulli N. Insertional Achilles tendinopathy. Foot Ankle Clin, 2005, 10(2): 309−320.

[39] DaCruz DJ, Geeson M, Allen MJ,. Achilles paratendonitis: an evaluation of steroid injection. Br J Sports Med, 1988, 22(2): 64−65.

[40] Kennedy J, Willis RB. The effects of local steroid injections on tendons: a biomechanical and microscopic correlative study. Am J Sports Med, 1976, 4: 11−21.

[41] Hayes DW Jr, Gilbertson EK, Mandracchia VJ,. Tendon pathology in the foot. The use of corticosteroid injection therapy. Clin Podiatr Med Surg, 2000, 17(4): 723−735.

[42] Shrier I, Matheson GO, Kohl HW 3rd. Achilles tendonitis: are corticosteroid injections useful or harmful? Clin J Sport Med, 1996, 6(4): 245−250.

[43] Speed CA. Fortnightly review: corticosteroid injections in tendon lesions. Br Med J, 2001, 323(7309): 382−386.

[44] Furia JP. High-energy extracorporeal shock wave therapy as a treatment for insertional Achilles tendinopathy. Am J Sports Med, 2006, 34(5): 733−740.

[45] Rompe JD, Nafe B, Furia JP,. Eccentric loading, shock-wave treatment, or a wait-and-see policy for tendinopathy of the main body of tendo Achillis: a randomized controlled trial. Am J Sports Med, 2007, 35(3): 374−383.

[46] Paoloni JA, Appleyard RC, Nelson J, Topical glyceryl trinitrate application in the treatment of non-insertional Achilles tendinopathy: a randomized, double-blind, placebo controlled clinical trial. J Bone Joint Surg, 2004, 86A(5): 916−922.

[47] Paoloni J and Murrell GAC. Three-year prospective comparison study of topical glyceryl trinitrate treatment in chronic noninsertional Achilles tendinopathy. Foot Ankle Int, 2007, 28: 1064−1068.

[48] Capasso G, Maffulli N, Testa V. Preliminary results with peritendinous protease inhibitor injections in the management of Achilles tendinitis. J Sports Traumatol Rel Res, 1993, 15: 37−40.

[49] Brown R, Orchard J, Kinchington M,. Aprotinin in the management of Achilles tendinopathy: a randomised controlled trial. Br J Sports Med, 2006, 40(3): 275−279.

[50] Alfredson H, Ohberg L. Sclerosing injections to areas of neo-vascularisation reduce pain in chronic Achilles tendinopathy: a double-blind randomised controlled trial. Knee Surg Sports Traumatol Arth, 2005, 13(4): 338–344.

[51] Alfredson H, Lorentzon R. Sclerosing polidocanol injections of small vessels to treat the chronic painful tendon. Cardio Hematol Agents Med Chem, 2007, 5(2): 97–100.

[52] Lind B, Ohberg L, Alfredson H. Sclerosing polidocanol injections in mid-portion Achilles tendinosis: remaining good clinical results and decreased tendon thickness at 2-year follow-up. Knee Surg Sports Traumatol Arth, 2006, 14(12): 1327–1332.

[53] Rabago D, Best TM, Beamsley M,. A systematic review of prolotherapy for chronic musculoskeletal pain. Clin J Sport Med, 2005, 15(5): 376–380.

[54] Paavola M, Kannus P, Paakkala T,. Long-term prognosis of patients with Achilles tendinopathy: an observational 8-year follow-up study. Am J Sports Med, 2000, 28(5): 634–642.

经皮纵向肌腱切割松解手术治疗跟腱病

安萨尔·马哈茂德和尼古拉·马富利

跟腱病在运动员中很常见,特别是那些从事高强度以及有突然起跳动作运动(包括球拍类运动、田径、排球以及足球)的运动员[1]。随着人们更多地参加娱乐性和竞技性体育活动,跟腱病的发病率目前在不断上升,但是跟腱病不仅只在运动员中发生。越来越多的跟腱病患者向一级和二级的医疗卫生专业人士咨询,熟悉跟腱病的处理措施对于给予患者最佳建议至关重要。

跟腱病的处理措施缺乏相关证据支持,并且面临长期患病的风险和不可预测的临床预后[2],每年都会导致大量工作日丧失[3]。

病例展示

一名26岁的男性网球运动员被转入我们的足踝外科诊所,他的跟腱和后踝区域疼痛和不适病史长达6个月。最初通过轻度锻炼不适感有所缓解,但一次网球比赛后情况恶化,有时会出现局部肿胀,为此他改变了走路和下楼时的姿势。他的初诊医生最初对他进行物理治疗,但他感觉理疗的疗效已经到达平台期,仍有残留的疼痛和不适。他全身状况良好,没有内科并发症或过敏史。

经检查,患者行走无跛行,能脚尖站立但有轻度不适,这可以排除跟腱断裂。嘱患者俯卧位进一步检查,触诊跟腱有压痛,触痛最明显的区域在跟骨止点上方3 cm处,这个区域与邻近肌腱相比感觉有增厚,没有明显可见的肿胀或皮肤改变。Simmonds/Thompson[4]和Matles[5]试验阴性,证实没有跟腱断裂。痛弧征阳性,当脚被动地从完全背屈向跖屈活动时,跟腱增厚的区域相对踝关节也在移动,这就意味着是腱内疾病而不是腱旁疾病[6]。

踝关节背屈时，增加跟腱张力该区域压痛明显减轻，这就是所知的Royal London试验，针对跟腱病有91%的特异性[7]。

跟腱病通常通过详细的病史和仔细的体格检查确定诊断。不过，如果诊断不明确，可以用影像学来证实临床怀疑，通常首先使用超声检查。尽管超声检查具有操作者依赖性（即操作者的经验和技术对结果有影响），但超声和MRI检查都能显示了腱内形态和病变，可以更好地了解病情。

症状

典型的病史和检查发现

患者通常主诉小腿和踝后方烧灼样疼痛，在运动开始和结束后更为严重。有的患者早晨很难走出最初的几步。在严重的病例中，日常活动中也会感到疼痛，包括行走和上楼梯。晨僵的程度与肌腱病变的严重程度密切相关[8]。

临床诊断通常结合触诊、痛弧征和Royal London试验来获得。在腱旁疾病中，当踝关节从完全背屈向跖屈活动时，疼痛和增厚的区域位置相对保持固定。如果是腱内损伤，疼痛和肿胀的区域会随着踝关节运动而移动。如果是混合损伤，疼痛和肿胀位置相对于踝关节固定或移动都可能被观测到。

在急性期，跟腱会广泛的水肿和肿胀，在跟腱止点上方2～6 cm处存在明显触痛。在腱旁疾病中，纤维蛋白从富含纤维蛋白原的跟腱周围组织液中沉淀，从而产生捻发音。如果跟腱的主体受损，则会在愈合失败的部位出现反应性的压痛和结节样肿胀。

影像学

超声扫描

超声扫描是强有力的辅助诊断的检查。当肌腱呈现腱内结构改变时——有明确的混杂信号聚集的区域，可以做出腱内疾病的超声诊断。当腱鞘增厚或出现回声改变时，可以做出腱旁疾病的超声诊断。如果可以使用多普勒，可以发现低回声区域周围血管增加，这是新生血管形成的表现，是愈合失败的反应。这与传统认为的跟腱病与乏血供相关联的观点相悖。

磁共振成像

MRI能提供大量肌腱和腱旁结构内部形态的信息，并且对于评估慢性退变的不同阶段很有帮助。据报道，MRI和术中病理发现有极高的相关性[9]。

鉴于这些影像检查的高度敏感性，在做任何处置之前应当仔细了解任何一点的异常,并与患者的症状相联系。

治疗

保守治疗

通常在明确和纠正可能的病原学因素的早期阶段推荐使用保守治疗的方法,有时采用对症治疗。

尽管缺乏科学的证据表明肌腱内存在持续的化学炎症,但NSAIDs类药物通常被用于初始治疗,用它们来减轻慢性跟腱疼痛患者的炎症反应受到质疑。确实,在一项随机、双盲、安慰剂对照试验中,70名慢性跟腱疼痛患者,口服吡罗昔康与安慰剂的结果类似[10]。

使用甾体类药物治疗跟腱病备受争议,因为对于慢性跟腱病患者注射皮质类固醇有可能导致肌腱部分断裂[3]。吉尔(Gill)等人[11]在一项回顾性队列研究中,通过X线透视下小心地将皮质类固醇注射到腱周组织,明确了小剂量皮质类固醇注射治疗跟腱病的安全性,但这在很多治疗中心都不是常规操作。

目前保守治疗包括冷疗、热疗、按摩、超声、电刺激以及激光治疗等方式。这些方法被报道有效,但是几乎没有前瞻性的或随机对照试验来证明它们的有效性。初始的保守治疗是直接针对推测的病因或缓解症状。绝大部分情况下,治疗是一个联合的措施,包括避免引起症状的活动以及纠正训练错误、下肢力线不良、弹性减退和肌肉无力。完全的肌腱休息只针对缓解急性症状。然后鼓励患者进行肌腱负重,这样可以促进胶原修复和重塑,这可以通过未受损部分正常活动,而受损部位部分负重的方法完成。这种改良的休息方法由阿尔弗雷德松(Alfredson)和洛伦松(Lorentzon)[12]在2000年首次提出。龙佩(Rompe)等人[13]进行的一项随机对照试验显示,在4个月随访时,通过偏心负重和重复低能量冲击波治疗可以明显改善慢性跟腱病患者(大于6个月)的症状。

手术治疗

对于3～6个月非手术治疗无效的患者,推荐使用手术治疗。对于跟腱病患者,24%～45.5%的保守治疗无效,最终需要手术治疗[14,15]。

治疗跟腱病的各类手术技术稍有不同,不过主要的目的是切除纤维粘连、去除变性结节,在肌腱内做多个的纵向切口来作用于任何被发现的跟腱内病变[16,17]。目前认为这样可以恢复血管有序性,并且可能刺激腱细胞启动细胞基质反应促进愈合[18]。最近的研究显示,复合的纵向腱切断术可以激发跟腱新生血管,增加血流量,这可以提供更多营养和更好的愈合环境。

大多数作者报道的患者优良率达到85%,而且不包括小样本、非专业治疗的病例[19,20]。

术前计划

一旦确诊,应该评估患者的全身情况和并发症。尽管我们通常在局部麻醉下进行手术,但有时也需要全身麻醉,对于这些患者应该做好充分的术前评估准备。

应该评估患肢术前功能,检查患肢的皮肤情况和神经血管状态,记录腓肠神经的功能状态,还应该对患者采取适当的深静脉血栓预防措施。

充分告知患者存在感染、出血、伤口和瘢痕问题以及手术未能缓解症状的风险,还有可能需要再次手术,应当取得有效的知情同意书。

开放式手术

对于多病灶、慢性再发性跟腱病和跟腱旁疾病,我们更多选择开放式手术。这样做可以直接直视病灶,去除所有病变部分,也可以锐性分离和剥离腱旁组织。我们发现这样约有85%的患者获得良好的预后,而这些情况用经皮手术预后良好率降至65%。

当需要开放手术时,我们取一条纵向弧形切口,以跟腱病变部位为中心,凹面朝向跟腱。切口应该靠内侧以避免损伤腓肠神经和小隐静脉,弧形切口可以防止万一皮肤破坏造成肌腱直接暴露。

切开腱旁组织和小腿筋膜直至深部的肌腱。如果需要,可以松解肌腱后侧、内侧和外侧的粘连。应该斜形切断腱旁组织,因为横向切断后可能产生一个痉挛性狭窄环而需要再次手术,切除增厚的纤维化的和有炎症的肌腱区域。通常可以通过肌腱颜色和质地改变来辨别病变组织。去除了病变组织后,可以用端对端方式缝合缺损或旷置。我们采取旷置的方式。

采用压迫和双极电凝确保止血效果,看到出血及时止血,这可以减少术后血肿的发生率。

考虑到跟腱远端只有较少的血液供应,开放式手术有可能导致伤口愈合问题,增加切口裂开或感染的风险。止血很重要,因为术后血流速度降低可以加速愈合,减少切口感染概率,有可能减轻纤维炎症反应。

经皮手术技术

超声引导下经皮肌腱切断松解术

这项手术主要在门诊完成。患者俯卧在检查台上,脚伸出边缘,踝关节放在沙袋上保持休息位。由于不需要完全缺血的手术视野,我们不用止血带。仔细触诊肌腱,标记肿胀和压痛最明显的部位,并用超声检查。正确地消毒皮肤,用无菌的 7.5 MHz 超声探头显示病变肌腱区域图像。在用 10 ml 1%的利多卡因浸润麻醉皮肤和皮下组织之前,先用 7 ml 同样的溶液浸润肌腱和腱旁组织之间间隙。这样的腱旁组织膨胀不但可以达到局部麻醉的效果,还能使肌腱和腱旁组织之间的粘连断裂。

在超声引导下,用 11 号外科手术刀片平行于跟腱纤维长轴方向插入增厚的或结节区域中心(图 15-1)。刀片切割面指向尾侧,穿透整个增厚的肌腱(图 15-2)。保持刀片不动,被动屈曲踝关节并保持(图 15-3)。在此位置,抽回手术刀片至跟腱表面,然后刀片向矢状轴倾斜 45°,从初始切断方向的内侧再次插入跟腱(图 15-4),保持刀片不动,再次被动屈曲踝关节。

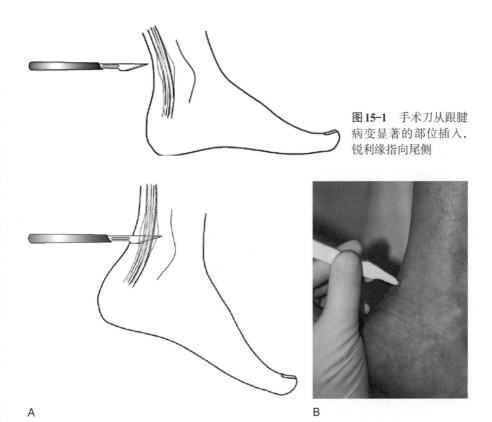

图 15-1　手术刀从跟腱病变显著的部位插入,锐利缘指向尾侧

A　　　　　　　　　　　　　　　　B

图 15-2　(A、B)手术刀穿透跟腱肥厚部位全层

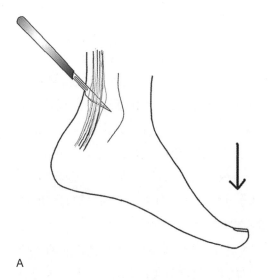

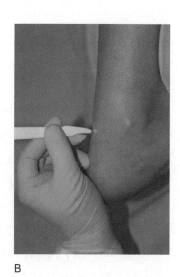

A　　　　　　　　　　　　　　　　　B

图15-3　（A、B）被动跖屈脚踝直至手术刀退回

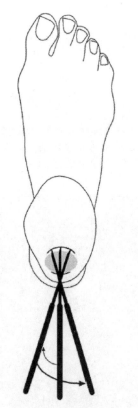

图15-4　这个过程分别在手术刀与跟腱初始切断方向内外侧成45°时重复进行

重复整个过程,刀片相对于初始切断方向向外侧倾斜45°插入,所有过程都使用最初的肌腱切口(图15-4)。保持刀片不动,被动屈曲踝关节并保持。

将刀片部分回抽至跟腱后表面,翻转180°,使它的切割面朝上,再重复刚才的全部过程,小心地被动背屈踝关节(图15-5和图15-6)。

初步的尸检结果表明,肌腱切割术通过小的穿刺口,可以在肌腱主体伤获得2.8 cm长的松解[21]。可以用Steri-Strips缝合穿刺口,或保持穿刺口开放。用棉拭子覆盖伤口,再用多层脱脂棉和绷带包扎。

经皮复合纵向肌腱切断松解术

这项手术主要在门诊完成。患者俯卧在手术台上,脚伸出手术台边缘,踝关节置于沙袋上保持休息位置。不需要不流血的术野。之前的手术技术图片(图15-5和图15-6)可以用于这项技术的参考,因为大体相似,只有小的变化。

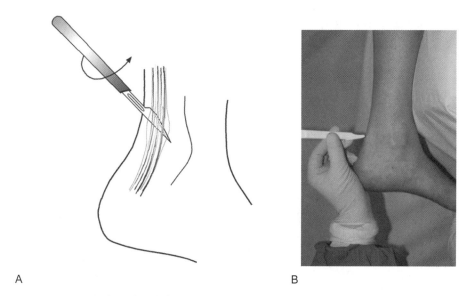

A   B

图15-5 （A、B）在跟腱近端将手术刀翻转180°重复此操作

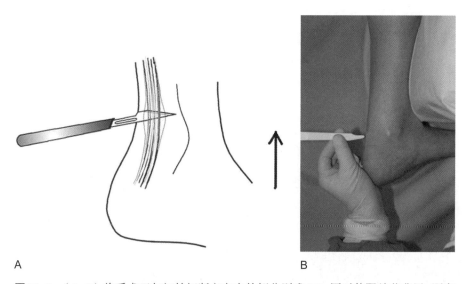

A   B

图15-6 （A、B）将手术刀与初始切断方向内外侧分别成45°，同时使踝关节背屈，顺序重复以上操作

仔细触诊跟腱，标记出肿胀和疼痛最明显的部位，手术当天用超声再次检查。用15 ml 1%利多卡因浸润覆盖在跟腱上方皮肤和皮下组织。

用11号手术刀片，切割面向上平行于肌腱纤维纵轴插入标记区域。保持刀片不动，被动背屈踝关节，翻转刀片后，被动跖屈踝关节。这样通过一个穿刺口，可以获得约3 cm的肌腱松解区域。然后在初始穿刺口的内上、内下、外上和外下2 cm的位置重复此操作。

用Steri-Strips缝合5个穿刺口，用棉拭子覆盖伤口，再用多层脱脂棉和绷带包裹。

术后护理

开放式与经皮手术的术后护理方式和恢复时间大致相同。

住院期间，指导患者进行小腿三头肌等长收缩，以及在踝关节最大背屈位置、跖屈位置和中间位置做等长力量训练。

术后第1天抬高患足，可以用NSAIDs加其他简单的镇痛药来控制疼痛。早期鼓励做足部背屈和跖屈活动。第2天，可以允许患者使用拐杖行走，如果可能可以部分负重。术后48～72小时摘除绷带，如果可以耐受，允许全负重。

4周后在物理治疗指导下，开始固定自行车训练和小腿肌肉等长、同心、偏心强化训练。从第2周开始鼓励游泳和水中跑步。术后4～6周开始缓慢跑步，以舒适感为准逐渐增加距离。再6周后允许登山训练或间歇性训练。多数患者在术后3个月左右恢复正常活动，通常6个月后终止物理治疗。

预后

超声引导下经皮肌腱松解术

75名接受了这项手术的单侧跟腱病患者[22]，其中7名患者由于肌腱多发损伤或病变范围大，做了超过一个的穿刺口。

所有患者在术后第2天患肢都可以负重。术后51个月（平均36～102个月）复查，有63名患者参加：其中35名评定为极好，12名为好，9名为一般，另外7名为差。16名手术不成功的患者中，8名有跟腱旁疾病，13名是赛跑运动员（中距离或短跑），3名是足球运动员。尽管这些患者从症状开始到手术之间的平均时间与全组患者没有明显区别（21.6个月对比19.2个月），但这些患者接受了更多的腱周注射（整体平均1.3；这些预后一般或差的患者平均2.7），并且术前保守治疗医从性也较差。

16名患者中的9名在评估程序结束7～12个月后接受了正规的跟腱探查手术。触诊发现跟腱有一个结节区域，被锐性分离并切除。最近随访复查时，5名接受探查手术的患者放弃了最初的运动，但能够慢跑和骑车。

报道称62名受试者（83%）通过手术症状获得缓解并重返运

动的平均时间是6.5个月（11～14周），只有2名受试者10个月后才重返运动。在最后的随访中，63名随访的患者中有55名在术后51个月仍有缓解症状的效果，47名仍能参加运动。

经皮复合纵向肌腱切割松解术

52名接受规律训练，达到国际水准的运动员接受了此手术，所有人在术后第三天都可以患肢负重。

术后平均22.1±6.5个月（18～60个月）最后复查时，47名患者参加。这些患者中，27人预后评定为极好，12人为良好，7人为一般，还有4人为差。

11名手术不成功的患者中，2名预后较差和1名预后为一般的患者在首次术后平均10个月时进行了开放式手术探查跟腱。预后为差的2名患者，经过锐性分离腱旁组织后，发现了小的腱内结节，并通过纵向肌腱切割松解术切除，没有修复肌腱。对比穿刺孔和结节的位置，也许是我们首次手术未发现它们，或者是后来生长的。预后一般的那个患者，发现有慢性腱旁病变，腱周组织纤维化粘连，通过锐性分离松解肌腱。

这11名预后一般或差的患者中除1人外，他们的跟腱病都与腱旁病变有关。3名接受手术探查的患者在开放式手术后重新恢复了体育运动。剩余的8名患者中，5名患者放弃了体育运动，3名可以偶尔慢跑。

并发症

超声引导下经皮肌腱切割松解术

5名患者出现了皮下血肿。这些血肿都通过加压包扎解决了，3～7天后去除绷带。另外1名患者，在术后1周发生了浅表感染，通过口服抗生素1周治愈。6周随访时，8名患者主诉在下跪时瘢痕感觉过敏，建议他们用护手霜每天搓瘢痕数次，3～6周后症状消失。

最近的一次随访中没有发现肥厚增生或疙瘩瘢痕，每个患者在外观方面都可以接受。

11名患者主诉在术后早期有踝关节晨僵，但在6个月评估时没有这些问题。

经皮复合纵向肌腱切割松解术

4名患者出现了皮下血肿，1名患者发生了一个穿刺伤口浅表感染，通过口服抗生素5天治愈。3名患者主诉穿刺孔伤口感觉过敏，建议他们用护手霜每天搓瘢痕数次,术后6周症状消失。

1名患者的5个穿刺伤口中有3个出现了肥厚增生且疼痛的瘢痕,通过注射皮质类固醇,患者获得了好的功能和外观。最后的回访中,只有3名患者对手术瘢痕的美观性不满意。

参考文献

[1] Järvinen M. Epidemiology of tendon injuries in sports. Clin Sports Med, 1992, 11(3): 493-504.

[2] Maffulli N, Kader D. Tendinopathy of tendo achillis. J Bone Joint Surg [Br], 2002, 84(1): 1-8.

[3] Astrom M. Partial rupture in chronic Achilles tendinopathy. A retrospective analysis of 342 cases. Acta Orthop Scand, 1998, 69(4): 404-407.

[4] Simmonds FA. The diagnosis of the ruptured Achilles tendon. Practitioner, 1957, 179: 56-58.

[5] Matles AL. Rupture of the tendo Achilles. Another diagnostic sign. Bull Hosp Joint Dis, 1975, 36: 48-51.

[6] Teitz CC, Garrett WEJ, Miniaci A, et al. Tendon problems in athletic individuals. Instr Course Lectures, 1997, 46: 569-582.

[7] Maffulli N, Kenward MG, Testa V, et al. The clinical diagnosis of Achilles tendinopathy. Clin J Sport Med, 2003, 13: 11-15.

[8] Binfield PM, Maffulli N. Surgical management of common tendinopathies of the lower limb. Sports Exerc Injury, 1997, 3: 116-122.

[9] Schepsis AA, Wagner C, Leach RE. Surgical management of Achilles tendon overuse injuries: a long-term follow-up study. Am J Sports Med, 1994, 22: 611-619.

[10] Åström M, Westlin N. No effect of piroxicam on Achilles tendinopathy. A randomized study of 70 patients. Acta Orthop Scand, 1992, 63: 631-634.

[11] Gill SS, Gelbke MK, Mattson SL, et al. Fluoroscopically guided low-volume peritendinous corticosteroid injection for Achilles tendinopathy. A safety study. J Bone Joint Surg [Am], 2004, 86A: 802-806.

[12] Alfredson H, Lorentzon R. Chronic Achilles tendinosis. Recommendations for treatment and prevention. Sports Med, 2000, 29: 135-146.

[13] Rompe JD, Nafa B, Furia JP,. Eccentric loading, shock-wave treatment, or a wait-and-see policy for tendinopathy of the main body of tendo Achillis: a randomized controlled trial. Am J Sports Med, 2007, 35(3): 374-383.

[14] Maffulli N, Sharma P, Luscombe KL. Achilles tendinopathy: aetiology and management. J R Soc Med, 2004, 97(10): 472-476.

[15] Paavola M, Kannus P, Paakkala T, et al. Long-term prognosis of patients with Achilles tendinopathy. Am J Sports Med, 2001, 28(5): 634-642.

[16] Benazzo F, Maffulli N. An operative approach to Achilles tendinopathy. Sports Med Arthrosc Rev, 2000, 8: 96-101.

[17] Nelen G, Burssens A. Surgical treatment of chronic Achilles tendonitis. Am J Sports Med, 1989, 17: 754-759.

[18] Friedrich T, Schmidt W, Jungmichel D, et al. Histopathology in rabbit Achilles tendon after operative tenolysis (longitudinal fiber incisions). Scand J Med Sci Sports, 2001, 11(1): 4-8.

[19] Anderson DL, Taunton JE, Davidson RG. Surgical management of chronic Achilles

tendonitis. Clin J Sport Med, 1992, 2(1): 39−42.

[20] Calder JD, Saxby TS. Surgical treatment of insertional Achilles tendinosis. Foot Ankle Int, 2003, 24(2): 119−121.

[21] Maffulli N, Testa V, Capasso G, et al. Results of percutaneous longitudinal tenotomy for Achilles tendinopathy in middle- and long-distance runners. Am J Sports Med, 1997, 25: 835−840.

[22] Testa V, Capasso G, Benazzo F, et al. Management of Achilles tendinopathy by ultrasound-guided percutaneous tenotomy. Med Sci Sports Exerc, 2002, 34: 573−580.

16

开放式清创术治疗非止点性跟腱病

马克·E.伊斯利克和伊恩·L.D.李

尽管有症状的跟腱病可以通过非手术治疗[1,2]，但对术中取得的组织进行组织学分析证实存在纤维组织变性，没有炎症细胞，也没有愈合反应[3,4]。对于非止点性跟腱病当非手术治疗失败时，需要手术治疗。治疗非止点性跟腱病的手术方式包括以下几点。

1. 经皮肌腱切割松解术
2. 腱鞘切除术
3. 开放式清创术并修复残余跟腱
4. 开放式清创术并重建残余跟腱

经皮肌腱切割松解术用于所有跟腱病病例，但它或许更适合于轻至中度跟腱病[5-7]。开放式清创术可以对跟腱进行全面的评估并清除病变组织，同时选择扩大的跟腱修复或重建手术，而且实际上所有治疗都包括腱鞘切除术。清创术后，当病变肌腱节段横断面由50%或更多健康肌腱纤维组成时，通常建议跟腱修复。相反，当节段大多数都是病变纤维时，选择重建更为合适。在19%～23%的病例中，跟腱节段有一部分断裂[3,8]。在大多数病例中，部分断裂通常与变性或病变的组织相关。修复部分断裂的跟腱应该要同时切除变性的部分。

术前评估

患者一般会主诉小腿后侧疼痛。在跟腱止点的近端，跟腱实质存在梭形增厚，在行走过程中足向后蹬时，增厚的结节会限制活动。临床检查显示，梭状团块位于跟腱止点上方4～6 cm处，这也是经常发生跟腱急性断裂的位置。检查时我们注意到跟腱是连续的，而且患者Thompson征阴性。痛弧征可以鉴别出腱旁疾病和跟腱病[9]。在踝关节运动时，腱旁疾病的疼痛位置固定，而跟腱病的疼痛位置随跟腱上下活动变化。结节性跟腱病的患者可以观察到踝过度背屈，但并不总是存在。拍X线片可能价值不大，但可以显示跟腱病变部分的钙化情况。MRI并不是术前必要的检查，但做了可以提供有关病变位置和范围的指导，同时可以预测预后并合理地联系临床[10-13]。

MRI检查显示单独的腱旁组织炎[3,14]一般不伴有肌腱实质内的信号改变，然而，非止点性跟腱病功能紊乱可能持续存在，因此会有肌腱炎的表现，同时腱旁存在液体而且肌腱实质内有信号改变。轴向MRI图显示横断面上肌腱病变的范围，矢状面图显示了肌腱病变的长度。同样的，超声检查也可以有效确定肌腱病变范围，可以为预后提供参考并合理地联系临床[10,15,16]。MRI和超声都可以辨别出变性肌腱部分断裂的位置[10,15]。最近，MRI已被证实可以有效监测非手术和手术治疗跟腱病后的反应[13,17]。

纵向经皮肌腱切割松解术

背景

经皮跟腱纵向切割松解术是一种非开放式的手术方式，已在手术治疗非止点性跟腱病中介绍。与硝酸甘油和体外冲击波治疗类似，经皮切割松解术也是通过小的创伤来刺激肌腱变性部分的愈合反应[5-7]。作为一项微创技术，经皮纵向切割松解术联合断裂术可以治疗狭窄性腱鞘炎和跟腱病。在做经皮松解切割术的过程中，医生可以在术中利用超声来准确定位跟腱病变位置。这项技术的微创特性可以减少开放式手术相关的软组织并发症。

手术技术[5-7]

经皮纵向跟腱切割松解术的支持者建议患者采用俯卧位，足伸出手术台，并垫起踝关节（图16-1A、B）。不需要用止血带，只需要用局部麻醉。通过触诊或超声引导，可以定位病变肌腱部位。类似骰子上5的形状，用11号手术刀片依次在病变肌腱上做5个小切口。每次手术刀插入后，保持刀刃不动，被动背屈和跖屈踝关节。每个切口刀片均插入两次——第一次刀尖朝向远端，第二次朝向近端，切口之间相距约2 cm。还有一种选择，在超声引导下，做一个中央穿刺口，通过每次改变刀片角度来完成多次肌腱切割松解[6]。用Steri-Strips关闭伤口，轻微加压包扎后用绷带包扎（图16-1C、D）。

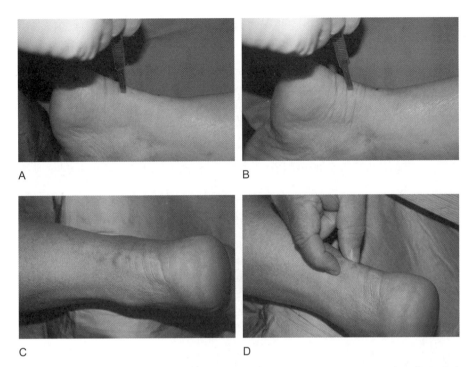

图16-1　A、B梭形增厚的跟腱部分采用经皮纵向跟腱切割松解术（A）在脚踝背屈时手术刀朝向病变近端插入跟腱。（B）在脚踝跖屈时从同样的部位进入。分别在脚踝背屈和跖屈时将手术刀朝向病变近/远端重复同样的过程。然后在跟腱梭形肥厚部位的4个不同位置重复操作。（C）经皮纵向跟腱切割松解术后8个月外观。（D）跟腱仍有部分残余，肥厚比较明显，但压痛已经完全消失

开放式清创及修复跟腱

体位/止血带的使用/麻醉

患者取俯卧位或仰卧位，对侧髋关节使用垫子垫高，可以选择使用止血带。如果使用止血带，大腿止血带比小腿止血带更有优势，因为其在术中不限制腓肠肌-比目鱼肌的活动。局部麻醉或全身麻醉是由医生的偏好和是否使用止血带决定的。我们更倾向于采取俯卧位，使用大腿止血带，并由麻醉医师给予腰丛/坐骨神经/股神经阻滞麻醉。通常我们在先将患者仰卧位置于牵引床上，尽量驱赶手术区域的血液，铺单前给止血带充气加压，然后将患者置于俯卧位。虽然这样做会额外增加少量止血带止血时间，但对于患者腰椎更安全，否则需要过伸来驱血。

手术入路

在跟腱病变部位取后内侧纵向切口，分别向梭状跟腱团块的近端和远

端延伸2 cm（图16-2）。小心处理软组织非常重要，因为这个区域的皮肤血供并不丰富，避免暴力牵拉皮肤边缘，手术钳只能在深部组织使用。尽可能减少分离覆盖在跟腱上的腱旁组织和皮肤。暴露腱旁组织，直接纵向分离直至梭状团块（图16-3）。对于长期的腱周炎，腱旁组织很有可能与肌腱粘连，但是通常仍有很大可能性可以将腱旁组织与肌腱分开，不过可能比较困难。留置数根细线有利于手术完成时闭合腱旁组织（图16-4）。腓肠神经、胫神经、胫后动脉等邻近组织有损伤风险必须加以保护。我们不建议常规

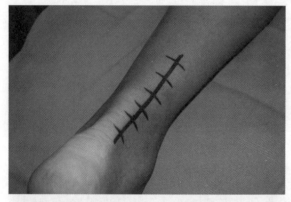

图16-2　邻近跟腱梭形肥厚部位的内侧纵形切口

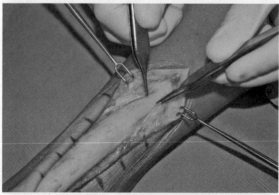

图16-3　暴露腱旁组织

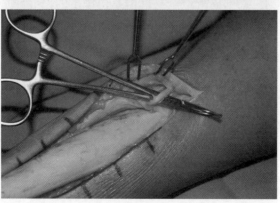

图16-4　游离并保护腓肠神经

识别这些结构,因为这需要进一步游离,但外科医生必须对这些毗邻结构的损伤风险有充分认识。

跟腱清创和修复

纵向切开跟腱病变节段暴露病变组织,一般很容易区分病变组织和健康的肌腱纤维(图16-5)。病变的和变性的组织有"蟹肉"样表现,没有明显的分布方向;而与之相比,健康组织的胶原纤维呈纵向、有序的排列。尽管避免过度清创以保留足够肌腱的诱惑很大,但残留的病变组织很有可能导致症状仍然存在,因此所有的病变组织必须清除,即便是因此需要扩大范围。通常病变组织是剜除的,在病变节段留下边缘的健康纤维(图16-6)。如果确认跟腱部分撕裂,则需要修复,但只能在病变组织全部清除以后。

是否使用填充物来修复残留的健康跟腱是术中决定的。通常当病变节段有至少50%以上的健康组织时,推荐进行修复。我们常用的一项修复技术称作"管成形"术(图16-7)。瓦状重叠健康的肌腱纤维使其成管状,从而

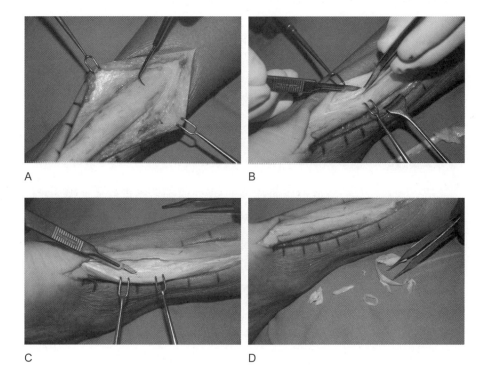

A

B

C

D

图16-5 (A)直接纵向切开跟腱病变部位。(B)清除肌腱的病变部分,只留下正常的跟腱纤维,典型病变纤维通常位于中心部位。(C)修复残余的正常跟腱组织。(D)"空心化"和"管化"跟腱

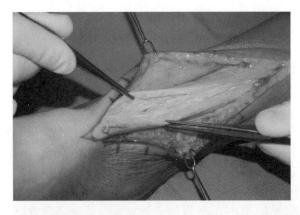

图16-6 用不可吸收缝线修复，注意重建接近生理大小的跟腱

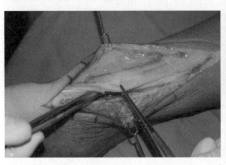

A

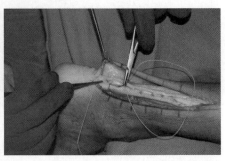

B

图16-7 （A）修复腱旁组织，缝合近端腱旁组织。（B）确认和保护腓肠神经，缝合远端腱旁组织

加强和塑形先前病变的肌腱。一般建议使用不可吸收线，并尽量将打的结埋入重叠区，但是，埋藏这些结并不总能实现。

跟腱清创和重建

清创术后如果残留的健康肌腱少于50%，必须考虑重建或加强。我们一般选择姆长屈肌腱强化修复，这是瓦普纳（Wapner）等人[18]提出的治疗慢性跟腱断裂的一项技术。姆长屈肌腱较为邻近，并且是踝关节第二强的屈肌腱。获得姆长屈肌腱需要打开位于跟腱正前方的深部室间隔筋膜。通过深筋膜可以看到姆长屈肌，在肌肉上方可以安全地做纵向筋膜切开。后内侧的神经血管束紧靠在姆长屈肌腱内侧，必须加以保护。

识别并保护胫神经和胫后动脉，获取姆长屈肌腱。根据医生偏好选取一段短的或长的姆长屈肌腱，取长的肌腱需要一个单独的足底切口，有损伤足内侧神经的风险，但可以提供更长的肌腱，较短的姆长屈肌腱长约3.5 cm。当病变范围较大导致清除了大量病变肌腱时，取较长的姆长屈肌腱更有优势,因为其可能可以提供两股肌腱以修补缺损。根据尸体研究,取较长的踇长屈肌腱可以提供约8 cm肌腱,而较短的只能提供5 cm[19]。另外还可以采用V-Y延长或翻转手术,就像之前在慢性或漏诊的跟腱断裂治疗中描述的那样(见于第10章和第12章)。

取较短的踇长屈肌腱时,最大限度跖屈踝关节和足趾,保护后内侧神经血管束,在踝或足后内侧纤维骨隧道尽可能远的部位横断踇长屈肌腱。然后在远端固定踇长屈肌腱,直接与远端跟腱相连,或在跟腱止点前方使用锚钉将其固定在跟骨上。我们偏向于用生物可吸收螺钉将踇长屈肌腱固定在跟骨上。保护后内侧神经血管束,用逐渐加大直径的钻头从跟骨背侧向足底钻孔。通过术中X线透视,在最开始用小直径钻头钻孔时选择合适的位置。最终的孔道直径由踇长屈肌腱和螺钉的大小决定。在踇长屈肌腱末端置入不可吸收线,用长针引导穿过孔道至足跟底部。维持适当的张力(通常踝关节轻度跖屈)并将螺钉置入跟骨孔道。用多条不可吸收线侧侧缝合踇长屈肌腱和远端跟腱以及周围的跟骨骨膜。从足跟拉紧缝线,与皮肤平齐割断缝线,并允许回缩。

获得较长的踇长屈肌腱可以穿过跟骨孔道,使用两股踇长屈肌腱来修补之前的病变部位。然后可以将踇长屈肌腱与残留的跟腱以及其本身进行侧侧吻合,另外,也可以将其编入残余的肌腱组织内。

闭合切口

冲洗后,一般使用可吸收线连续锁边缝合腱旁组织(图16-8)。之前留置的缝线可以用来辨认腱旁组织以及确定缝合时的排列方向。伤口闭合前松开止血带,确保仔细地止血,避免血肿形成导致伤口并发症。仔细地处理软组织,闭合皮下层,避免过度牵拉皮肤或压迫腓肠神经。可以用单丝线或

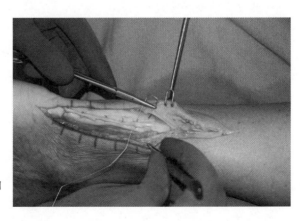

图16-8 使用可吸收缝线加强修复

订皮机缝合皮肤,根据医生的偏好选择使用引流。用消毒敷料和衬垫包扎,用后夹板将患者踝关节固定在休息位。

术后治疗

术后进程由伤口愈合情况、修复或重建的强度以及患者的依从性3个因素决定。理想条件下,应该尽可能早的进行一定范围的关节活动度练习,但不能影响皮肤愈合以及损伤部位的修复与固定。

经皮跟腱切割松解术[5,7]

术后第1天:抬高患肢,使用NSIADs药物,保护性负重,主动背屈和跖屈等长力量锻炼。

术后第2天:用拐杖在耐受范围内负重,继续等长力量锻炼。

术后1周:完全负重,继续等长力量锻炼。

术后2周:游泳,水中跑步。

术后4周:固定自行车练习,慢跑,等长、同心、偏心小腿肌肉力量锻炼。

术后10 ~ 12周:不受限制的体育运动。

开放式清创和修复

术后1 ~ 2周:抬高患肢,不负重,使用夹板固定在轻度跖屈位置。

术后3 ~ 4周:如果伤口愈合,下地负重锻炼(TDWB)无抵抗轻度关节活动度锻炼。

术后5 ~ 6周:TDWB,等长、同心、偏心小腿肌肉力量锻炼。

术后7 ~ 12周:进一步负重,固定自行车训练,水中跑步,继续小腿肌肉锻炼。

术后13 ~ 16周:慢跑,增强对抗锻炼。

术后17 ~ 20周:不受限制的体育运动。

开放式清创和重建

下列计划表必须根据重建的质量来调节:

术后1 ~ 2周:抬高患肢,不负重,使用夹板固定在轻微跖屈位置。

术后3 ~ 6周:如果伤口愈合,下地负重锻炼(TDWB)无抵抗轻度关节活动度锻炼。

术后7 ~ 12周:逐渐从部分负重增加至完全负重,固定自行车训练,水中跑步,等长、同心、偏心小腿肌肉力量锻炼。

术后13 ~ 20周:完全负重,慢跑,增强对抗锻炼。

术后21 ~ 24周:不受限制的体育运动。

并发症

切口并发症

根据文献报道，有关开放式手术治疗跟腱疾病，包括急性跟腱修复，切口并发症的发病率约10%，包括切口边缘坏死、血肿形成、切口浅表感染以及有症状的纤维化或瘢痕形成。在大多数病例中，这些并发症可以通过局部伤口护理、用愈合因子和延长制动时间来有效控制。如果局部伤口处理没有起效，则表明需要整形手术。当只有很少的软组织覆盖修复或重建的跟腱时，需要适当延后成形手术。如果腱旁组织已经有效的缝合，伤口VAC可以有效地避免组织转移。

感染

据流行病学报道，开放式跟腱手术后伤口浅表感染发病率为1% ～ 20%；深部伤口感染发病率为2.2%[20-23]。以上评估综合了手术治疗跟腱疾病的报道，包括急性断裂、漏诊的肌腱断裂以及跟腱病。伤口浅表感染通常可以通过局部使用抗生素软膏或口服抗生素治疗。对于切口并发症，如果近期的随访发现局部处理没有效果，那就应该放低手术治疗的门槛。对于未侵及腱旁组织的感染，局部伤口护理后进行灌洗和清创术或采用伤口VAC处理可能有效。

深部感染需要拆除修复或重建结构，并去除不可吸收缝线。尽管很不幸，但去除异体物质是必不可少的。腱旁组织感染如果治疗不当，感染会很容易地蔓延至整个腓肠肌/比目鱼肌复合体。

断裂

根据以往报道，有时跟腱变性的部分会发生部分断裂。事实上，有组织学的证据表明变性的肌腱容易发生断裂。因此，手术时必须要清除所有变性肌腱，即使这会需要额外的移植物来填补缺损。马丁（Martin）等人[24]对所有病例都清除了全部变性的肌腱，并用长的踇长屈肌腱（双股）转位桥接填补缺损，没有重连跟腱的两个断端。尽管他们的结论是基于对一些患者进行随访问卷调查得到的，但作者报道没有踇长屈肌腱重建断裂的病例，这也得到了威尔科克斯（Wilcox）等人[25]支持。

持续性疼痛

据报道术后持续疼痛的发病率是0 ～ 15%，并不是所有的跟腱病都有症状,所以术前引起疼痛的确切原因或许还没有被完全理解。然而,一般认为患者依靠不健康的、变性的跟腱节段发力,这些症状才随之而来。因此,术后持续的疼痛通常是由未完全切除的病变肌腱引起的。为了确保充分的清除病变肌腱,一些外科医生常规的在变性跟腱区域造成缺损,再用跟腱前移术或肌腱转移来桥接缺损[24]。

偶尔也有术后腓肠神经痛的发生。由于多数外科医生采用后内侧切口到达病变部位,然后提起腱旁组织,对腓肠神经直接的损伤相对罕见,更多的是术后瘢痕形成导致粘连性神经痛。直接的腓肠神经损伤在术后的前几周就可以做出临床诊断,而粘连性神经痛有可能数月才表现出来。处理软组织时过度牵拉有可能导致腓肠神经牵拉性疼痛,典型的症状在术后数周至数月消失。

足趾的后蹬力量缺失(踇长屈肌腱转位术后)

踇长屈肌腱转位加强或重建跟腱有可能导致大踇趾后蹬力量缺失。库尔(Coull)等人[26]在16名患者中研究踇长屈肌腱转位治疗跟腱病和慢性跟腱断裂的影响,尽管足压成像的评估表明远端趾骨压力负荷峰值有降低的趋势,但AOFAS大踇趾跖趾–趾间关节评分和SF-36问卷调查数据并未显示这些患者大踇趾功能存在缺损。

治疗结果

概况

目前报道过的手术治疗结节性跟腱病的结果,几乎都被不超过4级的证据(病例系列)支持,但也经常被一些包括止点性和非止点性跟腱病的治疗结果的研究所怀疑。然而,我们以下研究的综述将对手术治疗非止点性跟腱病的预期结果提供一些征象。

Meta分析

在一项报道了26例手术治疗跟腱病预后结果的分析研究中,塔隆(Tallon)等人[27]认为治疗成功率与全部的评分方法之间没有明确的关联。为了得到这个结论,作者创建了一种高可重复性的评分方法。重要的是他们的观察指出,尽管研究方法不断改进,但是针对这一研究领域的指导,需要提供跟腱病手术治疗结果的准确数据。

比较分析

在一项病例对照研究中，马富利（Maffulli）等人[28]提出运动员患者对于手术治疗的疗效要比非运动员患者更好。在他们的调查中，80%的运动员和52%的非运动员有好到优的术后结果。非运动员人群有更高的并发症发病率，19%的非运动员患者需要再次手术。

贝纳佐（Benazzo）等人[29]注意到年龄较小和症状持续时间相对较短与手术取得更好的预后相关。作者总结认为症状持续时间较短一般表示更轻的跟腱病变。

开放式清创和修复

马富利等人[30]报道了14名经各种非手术治疗无效后进行了手术切除变性损伤部分的运动员的疗效。在平均35个月的随访中，只有5名患者获得优或者好的预后，6名患者即使再次手术也未能改善结果。基于这个特殊的患者人群，作者提出长期的病变（从开始有症状到接受手术平均时间87个月）有可能对预后造成不良影响。事实上，他们由此进一步建议，或许应该更早地进行手术干预。

约翰斯顿（Johnston）等人[14]报道了41名平均症状持续14周的跟腱病患者的预后，约50%的人经过18周非手术治疗有效果，另外3名患者在断裂后重获了满意的功能，剩余的17名患者非手术治疗失败后接受了腱鞘切除术和局部清创术治疗跟腱炎，所有接受手术治疗的患者在平均31周恢复了全部功能。非手术治疗有效的患者（平均33岁）相比于手术治疗有效的患者（平均48岁）更为年轻。

奥贝格（Ohberg）等人[31]研究了24名手术治疗非止点性跟腱病患者的小腿肌肉力量恢复情况，采用同心和偏心的扭矩峰值来衡量，作者注意到，在平均5年的随访中，尽管有严格的小腿力量恢复训练，但与术前未受累侧相比，患侧小腿肌肉力量有缺失。作者结论认为，此力量的缺失有可能没有临床意义，因为92%的患者在最后的随访中称没有功能缺失。

利奇（Leach）等人[32]记录了9名接受清创和修复术治疗非止点性跟腱病的赛跑运动员取得了良好的远期预后结果。尽管所有患者都恢复到了他们期望的功能水平，但有2名患者是经过再次手术后才取得的。

萨克塞纳（Saxena）和张（Cheung）[33,34]报道了运动员患者，特别是男性赛跑运动员，相比于非运动员患者能更快地恢复到理想的运动水平。两项回顾性研究中包含多种引起跟腱痛的诊断,包括非止点性跟腱病、止点性跟腱病和腱鞘炎,其中手术治疗过程中需要接受骨性处理的患者(止点性)完全恢复活动需要的时间最长(平均18.6周)。在非止点性跟腱病患者中(接受切除/修复手术),存在黏蛋白变性的平均恢复时间为13.2周,存在肌腱钙化的平均恢复时间为14.4周,重建手术治疗慢性跟腱断裂的患者,平均需要34.0周恢复。相比而言,没有跟腱病而只有腱旁组织炎的患者,只进行肌腱松解/腱鞘切除术,恢复理想的功能水平平均只要7.7周。

谢帕赛思(Schepsis)等人[35]回顾了大量手术治疗不同跟腱疾病的病例,结果显示其中手术治疗跟腱病获得满意预后的比例最低。该组中共有79名患者,由运动相对较多的患者组成,平均年龄33岁(17~59岁),分别诊断为腱旁组织炎(23人),非止点性跟腱病(15人),跟骨后滑囊炎(24人),止点性跟腱病(7人)以及复合损伤(10人)。其中获得好至优的结果如下:腱旁组织炎(87%),止点性跟腱病(8%),跟骨后滑囊炎(75%),非止点性跟腱病(67%),而且非止点性跟腱病组也是再手术人数最多的一组。

在一项前瞻性研究中,帕沃拉(Paavola)等人[36]证实,仅患腱鞘周围粘连的病例手术治疗效果要比同时伴随跟腱病的治疗效果更好。通过短期的随访(7个月),术前接受评估的42名患者,在术后7个月或更久时,只患有腱鞘周围粘连组的预后满意率为88%,而患有腱鞘周围粘连伴有跟腱病组的预后满意率为54%。类似的,前者并发症发病率为6%,而后者为27%。

在两个独立的研究中,阿尔弗雷德松(Alfredson)等人[37,38]前瞻性的证明,跟腱病手术治疗后,患肢跖屈肌肉力量恢复到与健侧相同至少需要6个月,也有可能是1年。评估主要以同心和偏心扭矩峰值为标准衡量。对于术后立即制动的患者,制动2周或6周,未发现预后有什么不同。

手术治疗单独的腱鞘炎或不伴跟腱病的腱鞘炎,几乎都能获得良好的预后,并能相对较快地恢复到理想的功能水平。古尔德(Gould)和科森(Korson)[39]报道了9名狭窄性腱鞘炎患者在切除了变性组织形成的假性腱鞘后,有8名获得了良好预后,仅在数月内恢复了全部功能。

用蹞长屈肌腱转位来增强重建健康肌腱残余不足的病例获得了良好预后[24,25]。威尔科克斯等人[25]报道,接受蹞长屈肌腱转位治疗非止点性跟腱病的20名患者中,在平均随访14个月后,90%的患者AOFAS后足评分70分或者更高,而且没有伤口并发症、断裂或跟腱病复发的报道。尽管用来评价物理功能的SF-36的结果比美国正常人群要低,但作者仍推荐蹞长屈肌腱转位是重建治疗跟腱病的合理选择。

马丁（Martin）等人[24]报道了44名跟腱病患者接受了56例手术治疗的预后结果。所有病例中，完全切除了病变肌腱，缺损由蹞长屈肌腱转位填补。尽管超过一半的患者只接受了问卷调查，并且只有19人在最终的随访中接受了体格检查，但作者的结论认为，手术治疗患者的SF-36评分与美国正常人群的评分的没有明显差异。尽管19名接受检查的患者中，患肢跖屈范围和跖屈力量明显小于健侧，但该结论仍成立。这19名患者中，平均AOFAS评分为91分。所有患者中疼痛减轻率为96%（42人），满意率为86%（38人）。

经皮纵向肌腱切割松解术

在三项关于患有跟腱病的运动员的独立研究中，特斯塔（Testa）、马富利及其合作者[5-7]报道，大多数患者在接受超声引导下或非引导下经皮纵向切割肌腱松解术治疗后，平均随访16～36个月的预后满意。马富利等人[5]的研究结果显示77%的中长跑运动员获得了好至优的预后结果，特斯塔等人[7]观察到的田径运动员获得好至优预后的比率为86%。在一项独立研究中，75%的运动员经超声引导下经皮肌腱切割松解术治疗后恢复到了受伤前的活动水平[6]。这些作者得出的结论认为，经皮肌腱切割松解术对于非手术治疗无效的非止点性跟腱病患者是合理而且安全的门诊手术方式。他们提醒到对于散发的或多结节的跟腱病或腱旁疾病，开放式腱旁组织剥离和多位点肌腱切割松解术可能是最好的治疗方式。

参考文献

[1] Ohberg L, Alfredson H. Effects on neovascularisation behind the good results with eccentric training in chronic mid-portion Achilles tendinosis? Knee Surg Sports Traumatol Arthrosc, 2004, 12(5): 465-470.

[2] Ohberg L, Lorentzon R, Alfredson H. Eccentric training in patients with chronic Achilles tendinosis: normalised tendon structure and decreased thickness at follow up. Br J Sports Med, 2004, 38(1): 8-11.

[3] Astrom M, Rausing A. Chronic Achilles tendinopathy. A survey of surgical and histopathologic findings. Clin Orthop Rel Res, 1995, (316): 151-164.

[4] Maffulli N, Kader D. Tendinopathy of tendo achillis. J Bone Joint Surg [Br], 2002, 84(1): 1-8.

[5] Maffulli N, Testa V, Capasso G, et al. Results of percutaneous longitudinal tenotomy for Achilles tendinopathy in middle- and long-distance runners. Am J Sports Med, 1997, 25(6): 835-840.

[6] Testa V, Capasso G, et alBenazzo F, et al. Management of Achilles tendinopathy by ultrasound-guided percutaneous tenotomy. Med Sci Sports Exerc, 2002, 34(4): 573-580.

[7] Testa V, Maffulli N, Capasso G, et al. Percutaneous longitudinal tenotomy in chronic Achilles tendonitis. Bull Hosp Joint Dis, 1996, 54(4): 241−244.

[8] Astrom M. Partial rupture in chronic Achilles tendinopathy. A retrospective analysis of 342 cases. Acta Orthop Scand, 1998, 69(4): 404−407.

[9] Maffulli N, Wong J, Almekinders LC. Types and epidemiology of tendinopathy. Clin Sports Med, 2003, 22(4): 675−692.

[10] Astrom M, Gentz CF, Nilsson P, et al. Imaging in chronic Achilles tendinopathy: a comparison of ultrasonography, magnetic resonance imaging and surgical findings in 27 histologically verified cases. Skeletal Radiol, 1996, 25(7): 615−620.

[11] Karjalainen PT, Soila K, Aronen HJ, et al. MR imaging of overuse injuries of the Achilles tendon. AJR Am J Roentgenol, 2000, 175(1): 251−260.

[12] Gardin A, Bruno J, Movin T, et al. Magnetic resonance signal, rather than tendon volume, correlates to pain and functional impairment in chronic Achilles tendinopathy. Acta Radiol, 2006, 47(7): 718−724.

[13] Shalabi A, Kristoffersen-Wilberg M, Svensson L, et al. Eccentric training of the gastrocnemius-soleus complex in chronic Achilles tendinopathy results in decreased tendon volume and intratendinous signal as evaluated by MRI. Am J Sports Med, 2004, 32(5): 1286−1296.

[14] Johnston E, Scranton P Jr, Pfeffer GB. Chronic disorders of the Achilles tendon: results of conservative and surgical treatments. Foot Ankle Int, 1997, 18(9): 570−574.

[15] Lehtinen A, Peltokallio P, et alTaavitsainen M. Sonography of Achilles tendon correlated to operative findings. Ann Chir Gynaecol, 1994, 83(4): 322−327.

[16] Paavola M, Paakkala T, Kannus P, et al. Ultrasonography in the differential diagnosis of Achilles tendon injuries and related disorders. A comparison between pre-operative ultrasonography and surgical findings. Acta Radiol, 1998, 39(6): 612−619.

[17] Shalabi A, Kristoffersen-Wiberg M, Papadogiannakis N, et al. Dynamic contrast-enhanced MR imaging and histopathology in chronic Achilles tendinosis. A longitudinal MR study of 15 patients. Acta Radiol, 2002, 43(2): 198−206.

[18] Wapner KL, Pavlock GS, Hecht PJ, et al. Repair of chronic Achilles tendon rupture with flexor hallucis longus tendon transfer. Foot Ankle, 1993, 14(8): 443−449.

[19] Tashjian RZ, Hur J, Sullivan RJ, et al. Flexor hallucis longus transfer for repair of chronic Achilles tendinopathy. Foot Ankle Int, 2003, 24(9): 673−676.

[20] Khan RJ, Fick D, Keogh A, et al. Treatment of acute Achilles tendon ruptures. A meta-analysis of randomized, controlled trials. J Bone Joint Surg [Am], 2005, 87(10): 2202−2210.

[21] Paavola M, Orava S, Leppilahti J, et al. Chronic Achilles tendon overuse injury: complications after surgical treatment. An analysis of 432 consecutive patients. Am J Sports Med, 2000, 28(1): 77−82.

[22] Pajala A, Kangas J, Ohtonen P, et al. Rerupture and deep infection following treatment of total Achilles tendon rupture. J Bone Joint Surg [Am], 2002, 84-A(11): 2016−2021.

[23] Chiodo CP, Wilson MG. Current concepts review: acute ruptures of the Achilles tendon. Foot Ankle Int, 2006, 27(4): 305−313.

[24] Martin RL, Manning CM, Carcia CR, et al. An outcome study of chronic Achilles tendinosis after excision of the Achilles tendon and flexor hallucis longus tendon transfer. Foot Ankle Int, 2005, 26(9): 691−697.

[25] Wilcox DK, Bohay DR, Anderson JG. Treatment of chronic Achilles tendon disorders with flexor hallucis longus tendon transfer/augmentation. Foot Ankle Int, 2000, 21(12): 1004−1010.

[26] Coull R, Flavin R, Stephens MM. Flexor hallucis longus tendon transfer: evaluation of

postoperative morbidity. Foot Ankle Int, 2003, 24(12): 931-934.

[27] Tallon C, Coleman BD, Khan KM, et al. Outcome of surgery for chronic Achilles tendinopathy. A critical review. Am J Sports Med, 2001, 29(3): 315-320.

[28] Maffulli N, Testa V, Capasso G, et al. Surgery for chronic Achilles tendinopathy yields worse results in nonathletic patients. Clin J Sport Med, 2006, 16(2): 123-128.

[29] Benazzo F, Stennardo G, Valli M. Achilles and patellar tendinopathies in athletes: pathogenesis and surgical treatment. Bull Hosp Joint Dis, 1996, 54(4): 236-240.

[30] Maffulli N, Binfield PM, Moore D, et al. Surgical decompression of chronic central core lesions of the Achilles tendon. Am J Sports Med, 1999, 27(6): 747-752.

[31] Ohberg L, Lorentzon R, Alfredson H. Good clinical results but persisting side-to-side differences in calf muscle strength after surgical treatment of chronic Achilles tendinosis: a 5-year follow-up. Scand J Med Sci Sports, 2001, 11(4): 207-212.

[32] Leach RE, Schepsis AA, Takai H. Long-term results of surgical management of Achilles tendinitis in runners. Clin Orthop Rel Res, 1992, (282): 208-212.

[33] Saxena A, Cheung S. Surgery for chronic Achilles tendinopathy. Review of 91 procedures over 10 years. J Am Podiatr Med Assoc, 2003, 93(4): 283-291.

[34] Saxena A. Results of chronic Achilles tendinopathy surgery on elite and nonelite track athletes. Foot Ankle Int, 2003, 24(9): 712-720.

[35] Schepsis AA, Jones H, Haas AL. Achilles tendon disorders in athletes. Am J Sports Med, 2002, 30(2): 287-305.

[36] Paavola M, Kannus P, Orava S, et al. Surgical treatment for chronic Achilles tendinopathy: a prospective seven month follow up study. Br J Sports Med, 2002, 36(3): 178-182.

[37] Alfredson H, Pietila T, Lorentzon R. Chronic Achilles tendinitis and calf muscle strength. Am J Sports Med, 1996, 24(6): 829-833.

[38] Alfredson H, Pietila T, Ohberg L, et al. Achilles tendinosis and calf muscle strength. The effect of short-term immobilization after surgical treatment. Am J Sports Med, 1998, 26(2): 166-171.

[39] Gould N, Korson R. Stenosing tenosynovitis of the pseudosheath of the tendo Achilles. Foot Ankle Int, 2002, 23(7): 595-599.

止点性跟腱病的概述

詹姆斯·A.努利

在美国，由于年轻人变得更喜爱运动，而老年人的活动水平也在不断增加，所以跟腱的过劳损伤成为一个更普遍的问题。因此，跟腱作为全身最大的肌腱之一，在这两类病人群中易受到重复的过度使用性损伤就并不奇怪。这种过度使用的现象最终会导致不同形式的跟腱病变。在一开始我们就重点强调跟腱疾病并不是一个简单的病变，而是由各种各样复杂的可导致足跟或小腿后方疼痛的病理生理过程组成。我认为，区分止点性跟腱病与非止点性跟腱病是非常有用的，因为它们的疼痛部位和病理生理学截然不同。本章将重点介绍止点性跟腱病的评估和鉴别特征。

最早提出止点性跟腱变性这个术语的是克兰（Clain）和巴克斯特（Baxter）[1]，他们觉得这是一种过度使用导致跟腱止点病变的现象。该理论认为，过度使用导致的重复的机械应力会导致肌腱发生细微撕裂。考虑到跟腱在此解剖区域处于低氧环境中，因此会引起局部胶原蛋白变性、纤维化，以至最终钙化。谢帕赛思和利奇[2]还指出，止点性跟腱变性经常合并有Haglund畸形和症状性跟骨后滑囊炎，他们认为机械性骨冲击和化学刺激加剧了病情，这些情况都会导致足后跟疼痛。

足后跟由跟腱附着点，跟骨后上突和跟骨后滑囊组成。跟腱纤维以Sharpey纤维的方式附着于跟骨后下方，跟腱末端非常宽并且延伸至跟骨极远端。在我们的研究中，跟腱附着范围从上到下为19.8 mm（范围13～25 mm），上方宽度为23.8 mm（范围17～30 mm），在跟腱附着于跟骨的最下方其宽度达到31.2 mm（范围25～38 mm）[3]。跟骨后滑囊是一个马蹄形结构，大约长22 mm，宽8 mm，深4 mm，由弗赖伊（Frye）及其同事[4]首先提出，其功能是润滑跟腱的前表面。跟骨上突是组成足跟区域的最后组件，并且它一般是跟骨后滑囊的上界。

因为跟腱和跟骨之间的空隙由跟骨后滑囊占据，肌腱深部表面是滑囊的一部分，而滑囊的前面部分是跟骨，当踝关节背屈时，跟腱在其远端附着点处弯曲，而滑囊则变平成为与之对抗的屏障。这使得远端的部分跟腱挤压在跟骨上。这个复杂的解剖区域有一个极为重要的功能，旨在保护跟腱和骨以避免过度磨损。德帕尔马（DePalma）等人提出，有3种不同的纤维软骨接触面组成这种复杂的相互作用：跟腱前方或深部的纤维软骨，被一些人称为籽骨纤维软骨；覆盖在跟骨结节上的骨膜纤维软骨；跟腱插入到骨头部位的肌腱末端纤维软骨。最近的研究发现，这些纤维软骨细胞是导致伴有足跟疼痛的退变现象的一个因素[5]。

可以肯定任何影响上述3个结构之一的疾病都会引起足跟疼痛，如突出的跟骨后上结节（Haglund畸形），它与跟骨后滑囊炎有关，多见于长跑运动员[5]。机械原因也可以引起跟骨后滑囊炎，例如后足内翻和跟骨倾斜度增加导致的高弓足[1,7-9]。有些患者只是单纯有一个突出的后上外侧结节，但加剧了足跟与鞋的摩擦，这被称为"pump bump"[1,8]，这常见于穿高跟鞋的女性。其他需要鉴别的引起足跟疼痛的原因包括炎症性因素，如类风湿关节炎，血清阴性的脊柱关节病，痛风；或者是与焦磷酸钙在跟腱止点处脱水沉积相关的假性痛风或软骨钙质沉着病[10-12]。

患者情况

有两组截然不同的止点性跟腱病患者，第一组主要由年轻运动员组成。止点性跟腱病常见于长跑运动员、芭蕾舞者，以及几乎所有涉及跑步的运动。巴克斯特（Baxter）[1,6]针对跑步者观察后指出，跟腱炎是最常见的肌腱炎，在跑步者中有着6.5%～18%的发病率。然而，巴克斯特还报道尽管其观测对象跟腱疼痛，但他们（54%）仍在继续运动，而只有16%的人选择放弃运动[1,6]。在这些患者中，跟腱病的病因通常被认为是跟腱自身的挛缩、足过度旋前或错误的训练方法。

脚过度旋前的患者，在跑步和行走时，跟腱内侧应力会增加。这是因为足过度旋前者需要在跑步和行走的步态中保持足处于中立位置；因此，跟骨内侧的负荷会不断增加[1]。此外，大多数跑步鞋和慢跑鞋相对于有鞋跟的步行鞋较为平坦。这些平底跑步鞋拉长了跟腱，因此相比那些会减少跟腱张力的有鞋跟的鞋，增加了跟腱张力。

很多年轻运动员也追求极度的训练方案，尤其是需要上坡的跑步，会很大程度地牵拉跟腱，但他们没有给予充分的时间使肌腱从过度的训练牵拉中完全恢复，因而导致更多的足跟慢性疼痛并且最终会出现跟腱挛缩。

检查

体格检查通常显示在跟腱附着的跟骨后方有明显压痛区域。有时可见肿胀，如果存在跟骨后滑囊炎，则会出现局部红斑和发热。通常比目鱼肌-腓肠肌处于紧绷状态，相比于对侧，踝关节背屈减小。普通X线检查不仅对显示Haglund畸形很重要，而且对显示所有的骨腱交界处肌腱内钙化也很重要[13-15]，这些X线检查一般患者取站立位。

治疗

年轻运动员的止点性跟腱病，非手术治疗通常能取得令人满意的结果。常规的治疗方法是休息，用冰敷减少炎症和疼痛，通过拉伸来保持肌肉肌腱长度。必要时穿合适的运动鞋和正确的使用矫形器，配合适当的教练指导并监管训练计划，通常需要缓解疼痛。一些简单的事情，比如改变运动员经常绕跑道跑步的方向就可以发挥作用。如果运动员训练时总是绕着同一个方向，他们外侧的腿会不断增加应力，这可能就会导致止点性跟腱炎，而这种病变通过简单地改变现有训练计划就可以改善，也就是运动员隔日以相反的方向绕跑道跑步。在任何剧烈运动之前，对肌肉肌腱单元进行充分的拉伸和热身是很有必要的。穿合适的鞋，而不是过度磨损的，并且推荐所有的跑步运动员应该使用有足够缓冲的鞋。

老年患者的止点性跟腱病与年轻运动员不同。老年患者往往是久坐、少运动、超重，而且经常伴有多种内科疾病，如高血压和糖尿病[16]。

病理生理学

老年患者的止点性跟腱病，在镜下观察，其本质的病理改变是肌腱变性。跟腱出现磨损性退行性改变，跟骨后结节的骨质常出现囊性改变。这种紊乱标志是跟腱内骨化，在侧位立位平片上最容易看到。这些骨化出现最常见的原因是肌腱垂直方向细微撕裂，而跟腱处于低血氧环境，没有充足的氧供与血管来保障跟腱完全康复，因此导致钙化变性的肌腱增生。这种退行性病变过程与身体其他部位的没有差异（如肩袖、网球肘）。

以我的经验，试图通过非手术方式治疗老年人群中的止点性跟腱病很少会成功。尝试让这些患者穿对于 Haglund 畸形或钙化肌腱摩擦较少的鞋子是有帮助的。正确地使用后跟垫，使跟腱得到休息，并接受伸展运动疗法，能够取得一定的成功。用马掌形的衬垫和矫正器来缓解和减少触痛区域的应力效果有限。必须记住的是跟腱内的骨化本身不会一定产生疼痛。许多放射学检查显示有跟腱钙化的患者并没有症状，正如 X 线显示跟骨下区域存在跟骨后骨刺钙化，但很少引起足跟掌侧疼痛一样。应该努力找出所有止点性跟腱病患者疼痛的真正原因。

疼痛通常是很多原因共同引起的，包括跟骨后滑囊发炎；严重的 Haglund 畸形（跟骨后上结节），其可以顶住跟骨后滑囊以及跟腱，并对他们施加更多的压力；以及肌腱本身的细微撕裂和退行性变。当需要对止点性跟腱病采取手术治疗时，手术必须要处理所有产生疼痛的病因。已经有许多不同的手术入路被用来治疗这种疾病，包括使用外侧切口，显露跟骨外侧脊；内外联合切口去除骨化的肌腱；中央劈裂跟腱的切口来清除已经确诊和明确定位的退行性肌腱、跟骨后滑囊和 Haglund 畸形；关节镜下切除跟骨后滑囊和 Haglund 畸形；以及最彻底的，完全将跟腱从其跟骨止点离断，清创骨和肌腱，然后从上方延长跟腱并将跟腱远端锚定在跟骨上[1,8,17-19]。所有这些方法都已经被不同的医生成功使用过。

还有第三种不太常见的伴有足后跟疼痛的止点性跟腱病患者。这些患者存在肌腱远端的炎症，他们可能是患有 Reiter 综合征的年轻人或可能是任何年龄段血清反应阴性的脊柱关节病患者。对于无特异性临床表现和跟腱钙化的年轻患者中应考虑这类诊断。治疗这种引起疼痛的肌腱末端病通常采用非手术治疗，使用特定治疗脊柱关节病的药物。而且格斯特（Gerster）等人[10-12]还指出，假性痛风或软骨钙质沉着病可以导致焦磷酸钙晶体在跟腱止点沉积，可能是另一个导致肌腱末端炎症的原因。

一些作者认为可以通过局部使用可的松，电离子透入疗法和超声疗法来治疗止点性跟腱病。其他作者认为可的松注射只用于跟骨后滑囊炎的患者。我觉得应该不惜一切代价避免在足跟区域注射类固醇，因为其会带来潜在的跟腱断裂危险。有一个更合适的使用类固醇的方式，如果条件允许，可给予短期口服 5 ~ 7 天。最后，一些患者短期使用石膏制动可以保证休息，减少炎症，也是一种可以尝试的非手术治疗方法。

当非手术治疗失败时，就必须采取手术治疗，我们会在接下来的章节中进行介绍。一般来说，手术治疗非常有效，而且有许多不同的方法来治疗。

参考文献

[1] Clain M, Baxter D. Foot fellows reviewer: Achilles tendonitis. Foot Ankle, 1992, 13: 482–487.

[2] Schepsis AA, Leach RE. Surgical management of Achilles tendonitis. Am J Sports Medicine, 1987, 15: 308–315.

[3] Kolodziej P, Glisson RR, Nunley JA. Risk of avulsion of the Achilles tendon after partial excision for treatment of insertional tendonitis and Haglund's deformity: a biomechanical study. Foot Ankle Int, 1999, 7: 433–437.

[4] Frye C, Rosenberg Z, Shereff MJ. The retrocalcaneal bursa: anatomy and veinography. Foot Ankle, 1992, 13: 203–207.

[5] dePalma L, Marinelli M, Meme L, et al. Immunohistochemistry of the enthesis organ of the human Achilles tendon. Foot Ankle Int, 2004, 6: 414–418.

[6] Baxter DE, Zingas C. The foot in running. J Am Acad Orthop Surg, 1995, 3: 136–145.

[7] Dickinson PH, Coutts MB, Woodward EP, et al. Tendo Achillis bursitis. J Bone Joint Surg, 1966, 48A: 77–81.

[8] Jones D, James S. Partial calcaneal ostectomy for retrocalcaneal bursitis. Am J Sports Med, 1984, 12: 72–73.

[9] McGarvey WC, Palumbo RC, Baxter D. Insertional Achilles tendinosis: surgical treatment through a central tendon splitting approach. Foot Ankle Int, 2002, 23: 19–25.

[10] Gerster JG, Baud CA, Lagier R, et al. Tendon calcifications in chondrocalcinosis. [Arthritis Rheum, 1977, 20: 717–721.

[11] Gerster JG, Lagier R, Boivin G. Achilles tendinitis associated with chondrocalcinosis. J Rheumatol, 1980, 7: 82–87.

[12] Gerster JG, Saudan Y, Fallet GH. Talagie: a review of 30 severe cases. J Rheumatol, 1978, 5: 210–216.

[13] Lotke P. Ossification of the Achilles tendon. J Bone Joint Surg, 1970, 52A: 157–160.

[14] Pavlov H, Henerghan MA, Hersh A, et al. The Haglund syndrome: initial and differential diagnosis. Radiology, 1982, 144: 83–88.

[15] Ruch JA. Haglund's disease. J Am Podiatr Assoc, 1974, 64: 1000–1003.

[16] Holmes G, Lin J. Etiologic factors associated with symptomatic Achilles tendinopathy. Foot Ankle Int, 2006, 11: 1952–1959.

[17] Angermann P. Chronic retrocalcaneal bursitis, treated by resection of the calcaneus. Foot Ankle, 1990, 10: 285–287.

[18] Leitze Z, Sella EJ, Aversar M. Endoscopic compression of the retrocalcaneal space. J Bone Joint Surg, 2003, 8: 1483–1496.

[19] Sayana M, Maffuli N. Insertional tendinopathy of the Achilles tendon: debridement and reattachment of the Achilles tendon using bone anchors. Tech Foot Ankle Surg, 4: 209–213.

[20] Kennedy J, Willis B. The effects of local steroid injections on tendons: a biomechanical and microscopic correlative study. Am J Sports Med, 1976, 4: 11–21.

使用内侧和外侧入路治疗止点性跟腱疾病

W.霍奇斯·戴维斯

止点性跟腱疾病对外科医生来说存在很大挑战,争论的焦点之一是如何选择最佳的手术入路处理这一解剖区域不同的病变[1-4]。入路的选择取决于病变的解剖位置、需要经过的非跟腱结构以及医生的偏好。这一章描述了基于解剖和病理的内侧和外侧入路,以及他们各自的变化。

解剖学

就跟腱止点和与肌腱比邻的骨骼区域而言,跟腱止点正常的解剖结构是独一无二的。腓肠肌和比目鱼肌肌腱在小腿后侧的远端融合在一起形成一个单一的肌腱。合并后的肌腱(跟腱)内旋,使得比目鱼肌纤维位于腓肠肌纤维后内侧。宽大的止点覆盖了平坦的跟骨后表面中部的1/3,并联合钙化和非钙化的纤维软骨嵌入到远端止点脊处[5,6]。

跟骨后滑囊是一个在跟腱和与其止点邻近的跟骨之间的马蹄铁型结构,具有润滑连接点的作用。远端跟腱的血液供应来自腱旁组织及这一区域骨和骨膜的血管[5]。拉格尔格伦(Lagergren)和林霍尔姆(Lindholm)通过血管注射研究,显示跟腱这一区域有丰富的血管分布。感觉神经支配来自胫后神经跟骨内侧支(内侧和中央,S1,S2)以及腓肠神经(外侧和中央,S1,S2)[6]。

跟腱止点的局部形态对于精确定位我们接下来将描述的切口是非常重要的(图18-1)。跟腱横穿后踝,并且由于位于皮下表浅很容易触到。跟腱止于跟骨的范围很宽,并在远端跟骨附着点处可以触到跟骨脊。跟骨后方可以很容易地触诊跟骨内侧、外侧和后侧,跟骨后的空间,即跟腱止点的深

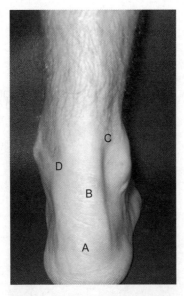

图18-1　跟腱远端及后方的局部解剖。A. 跟腱远端附着点；B. 跟腱；C. 腓肠神经；D. 胫后神经和动脉

部，可以很容易从内侧或外侧掐住。跟骨后间隙或其滑囊与跟腱边界清楚。踝关节后外侧腓骨肌腱通过腓骨后方的部位也是另一个很容易感受到腓骨沟内两条肌腱的方法。同样的，踇长屈肌（FHL）肌腱是在踝后内侧走行的肌腱。

病理解剖

选择跟腱远端手术入路时更重要的问题是病变的位置。对于钙化性跟腱炎，"骨刺形成"最常见于中央或中央偏外侧，很少在内侧；对于跟骨外侧脊增生肥大（又称为"pump bump"），病变显然在外侧。同样的，顽固性跟骨后滑囊炎边则在后方[3,4,8]。如果合并有远端跟腱和踇长屈肌的病变（或需要进行踇长屈肌转位），内侧入路可能是有利的。

外侧入路

以下是跟腱远端外侧入路的适应证：

1. 跟骨外侧脊增生（pump bump）
2. 跟骨后滑囊炎
3. 止点性（非钙化）跟腱炎
4. 钙化性跟腱炎
5. 跟腱套袖撕脱型断裂
6. 距下关节融合术
7. 跟腱后类风湿结节
8. 跟骨后方的肿瘤或感染

此入路存在风险的解剖结构如下：

1. 腓肠神经
2. 跟腱外侧骨的血液供应

体位

患者取俯卧位或侧卧位。

手术方法

止点性跟腱病外侧入路的切口近端起于跟腱外缘外侧,远端延伸至跟骨脊的跟腱远端附着点(图18-2)。腓肠神经在距跟腱止点4 ~ 5 cm处距离跟腱外侧仍有几毫米的距离,因此为了保护神经,在切口的近端切至跟骨之前应当小心探查寻找腓肠神经(图18-3)。大多数时候腓肠神经并不会延伸这么远,但仍应该进行这一区域的探查。一旦神经被保护起来或确认不在该位置,便可以锐性分离至跟骨。从骨前方锐性剥离骨膜(骨膜袖状剥离),良好的暴露出跟骨的轮廓(图18-4)。然后向后侧和外侧分离骨膜,提起跟腱止点的外侧缘(图18-5)。如果骨膜下的剥离达到切口的全长,跟腱和跟骨后结节之间的空间便会暴露,此时就能通到跟骨后滑囊(图18-6)。

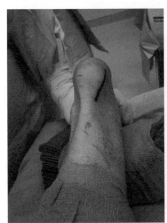 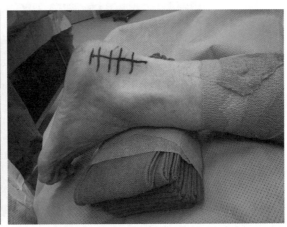

A　　　　　　　B

图18-2　跟腱外侧入路切口位置。(A) 后面观,(B) 侧面观

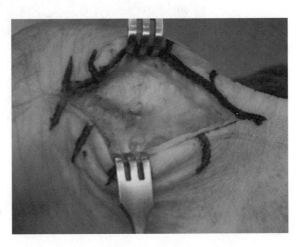

图18-3　剪刀探查可能的腓肠神经远端延伸

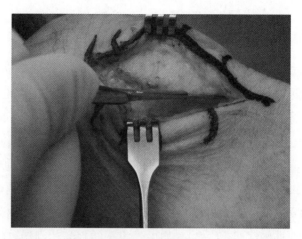

图18-4 术中仔细剥离一个前骨膜套

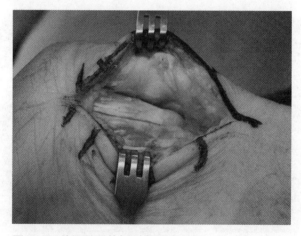

图18-5 从跟骨后外侧剥离跟腱止点

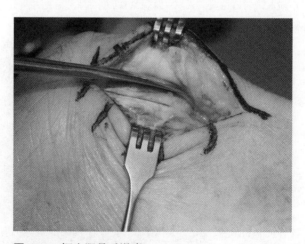

图18-6 探查跟骨后滑囊

此入路可以分离跟腱和皮肤以定位跟骨后滑囊的病变（图18-7）。向上提起跟腱末端，将其向上分离至跟骨后突的中间，可以安全地到达跟骨。这时可以使用锐器或骨膜剥离子，暴露跟骨近端至跟腱止点。

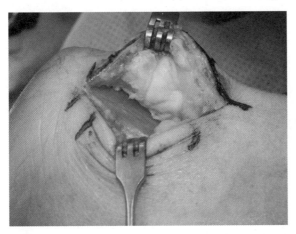

图18-7 皮肤和皮下组织可以被剥离至跟腱远端，暴露更多的皮下跟腱

如果需要暴露更多的跟腱或跟骨，切口可以安全地向近端或远端延长。最后逐层闭合切口，仔细修复跟腱骨膜非常重要（图18-8）。

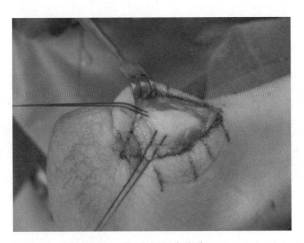

图18-8 逐层修复骨膜，确保闭合牢靠

一个非常有用的外侧入路的变化是可将切口远端延伸至内侧。这可以延伸到相当远，通常当远端套袖状断裂需要扩大暴露来修复或当外科医生术前认为不需要做跗长屈肌转位，此入路可以帮助获取跗长屈肌。

内侧入路

以下是跟腱远端内侧入路的适应证：

1. 需要获取或做踇长屈肌转位的跟腱病[2,9]

2. 非钙化止点性跟腱炎

3. 跟骨后滑囊炎

4. 钙化性跟腱炎

5. 跟腱套袖状断裂

6. 跟腱后类风湿结节

7. 跟骨后肿瘤或感染

这种方法存在风险的解剖结构如下：

1. 胫后神经的跟骨内侧分支

2. 跟腱内侧骨的血液供应

3. 内侧血管神经束

4. 踇肌肌腱

体位

患者采取俯卧位。

手术方法

跟腱止点的内侧入路切口与远端跟腱一致。切口近端起于跟腱内侧，远端朝向跟骨延伸至主刀医师需要的位置（图18-9）。只要切口保持靠后，就能确保神经安全。在近端使用剪刀在矢状面上分离踇肌肌腱。此入路的困难在于如果分离靠近内侧，会损伤神经血管束。一旦安全地到达跟骨后，应该在跟骨前方、后方和侧面进行骨膜下剥离，将跟腱和踇肌从远端止点提起。可以用骨膜剥离子来暴露跟骨的中央和侧面部分，同样可以很容易地从这个切口到达跟骨后滑囊。此入路可以获取踇长屈肌，但是取得踇长屈肌的首选入路是以下描述的改良方法。

一种实用的内侧入路的变化是将内侧切口向外侧扩展（图18-10）[2]。这样可以通过中间劈开的入路到达跟腱病变部位，而且从内侧可以到达踇长屈肌。通过此入路可以在跟骨中部钻孔或置入锚钉，以便固定转位的踇长屈肌。采用此入路安全地暴露跟腱远端的关键是要有皮瓣组织，

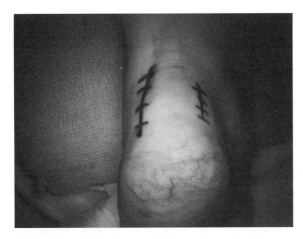

图18-9　内外侧联合切口的切口位置

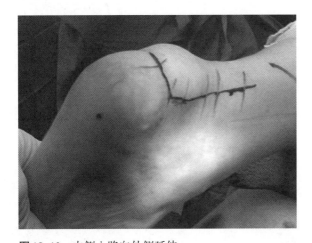

图18-10　内侧入路向外侧延伸

并且包括跟腱鞘膜（图18-11）。远端内侧向外侧扩展的切口需要在正常的后跟皮肤褶皱上，切口横向部分应透过皮肤全层，直达跟腱。轻轻提起皮瓣，锐性分离跟腱鞘使其从跟腱剥离。在扩展切口的90°拐角处应限制牵拉，可以一直向外侧延伸，直至碰到腓肠神经。跗长屈肌最好通过已经暴露的跟腱最近端的深部入路获取，在跟腱中间部分的前面用剪刀分离，经过通向后深间室的薄筋膜后，暴露跗长屈肌的肌腹（图18-12）。通过远端肌腹追踪肌腱，可以找到的跗长屈肌肌腱。从这个切口，可以通过载距突下的跗长屈肌通道游离出跗长屈肌。在跗长屈肌的肌肉肌腱联合处及远端，神经血管束紧邻肌腱内侧。在取得跗长屈肌时，需要保护神经和动脉。

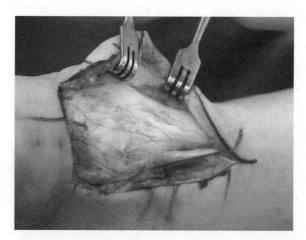

图18-11　全层腱鞘皮瓣

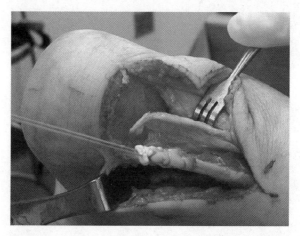

图18-12　通过向外侧延伸的内侧入路取得踇长屈肌

　　外侧和内侧入路可以联合使用（见图18-9）。唯一需要注意的是，大多数外科医生限制内侧切口的长度，切口之间皮桥应该尽可能宽，但目前没有正式推荐的皮桥宽度。

结论

　　跟腱远端手术的内侧和外侧入路都多种多样，并且功能各异。这些入路应该成为跟腱外科医生专业技能的一部分。

参考文献

[1] Watson AD, Anderson RB, Davis WH. Comparison of results of retrocalcaneal decompression for retrocalcaneal bursitis and insertional Achilles tendinosis with calcific spur. Foot Ankle Int, 2000, 21(8): 638.

[2] Den Hartog B. Flexor hallicus longus transfer for chronic Achilles tendinosis. Foot Ankle Int, 2003, 24(3): 233−237.

[3] McGarvey WC, Palumbo RC, Baxter DE, et al. Insertional Achilles tendinosis: Surgical treatment through a central tendon splitting approach. Foot Ankle Int, 2002, 23(1): 19−25.

[4] Gerken P, McGarvey WC, Baxter DE. Insertional Achilles tendinitis. Foot Ankle Clin North Am, 1996, 112(1): 237−248.

[5] Chao W, Del JT, Bates JE, et al. Achilles tendon insertion: an in vitro anatomic study. Foot Ankle Int, 1997, 18(2): 81−84.

[6] Myerson M, et al. Mandelbaum B. Disorders of the Achilles tendon and retrocal-caneal region. In: Myerson M, ed. Foot and Ankle Disorders. Philadelphia: WB Saunders, 2000, 1367−1398.

[7] Lagergren C, Lindholm A. Vascular distribution in the Achilles tendon: an angiographic and microangiographic study. Acta Chir Scand, 1959, 116: 491.

[8] Heneghan MA, Pavlov H. The Haplund painful heel syndrome: experimental investigation of cause and therapeutic implications. Clin Orthop Rel Res, 1984, 187: 228−234.

[9] Wapner KL, Pavlock GS, Hecht PJ. Repair of chronic Achilles tendon rupture with flexor hallucis longus tendon transfer. Foot Ankle Int, 1993, 14(8): 443−449.

止点性跟腱病：中央入路

詹姆斯·A.努利和约翰·S.列，Jr.

止点性跟腱病是一类会引起疼痛，很有可能导致后足部和踝部功能障碍的疾病。不适感和刺激一般出现在足跟后方。大多数跟腱炎最开始是间歇性疼痛，随着病情的发展逐渐变为持续性疼痛。止点性跟腱疾病的一个共同标志是患者穿闭合后跟的鞋时会有困难。运动较多的患者可能会诉运动后疼痛加重。

尽管肌腱的基础科学研究取得了一定的进展，但是止点性跟腱病的病理生理学仍然没有得到很好地理解。传统上该疾病一直被视为是使用过度造成的现象。骨骼肌腱连接处的胶原蛋白束之间的剪切应力以及生物力学问题被认为是该疾病的致病因素。最近，分子胶原蛋白的研究提示，腱细胞的软骨化生作用可能是致病因素。其他的研究集中在增加止点性跟腱病疼痛位置的微循环上，目前尚不清楚这些发现是否代表病因或继发因素。

止点性跟腱病出现在两类非常不同的患者群体中：年轻的现役运动员和老年的久坐患者。前一组患者，疼痛与运动强度和过度使用有关。进行跑步，跳舞，网球和篮球等相关运动时，往往涉及重复的跳跃和强力的后蹬发力。疼痛很少影响此类患者的日常生活，但常出现在运动的开始阶段或运动后再次活动时。当这些患者在坚硬的、不平整的地面或上坡跑步时症状可能会加重。这些患者几乎都穿着后跟开放的鞋或凉鞋。一般来说，这个群体保守治疗效果满意。

后一组患者通常是年龄在45岁以上，久坐不动、超重、女性偏多（尽管男性也受到影响），经常有许多内科并发症。这些患者的疼痛多由退行性病变造成，而不是过度使用。他们也发现后跟开放的鞋或凉鞋最为舒适。本组保守治疗效果不佳。

　　在体格检查中,可能会发现跟骨后滑囊炎症或跟骨后外侧突。压痛通常位于跟骨中央外侧的跟腱止点处,很少发现内侧疼痛。在减少踝关节背屈时,腓肠肌-比目鱼肌复合体相比对侧更为紧张。后足肿大是很常见的,也可能出现捻发音和泛发性红斑。踝关节用力背屈时,出现典型的疼痛加重。

　　普通X射线检查通常可见Haglund畸形以及从骨与肌腱交界处返回的跟腱内骨刺突起(图19-1)。MRI与超声可以显示包含健康肌腱纤维的跟腱病变部位颜色变深(图19-2)。这两种软组织成像方式可为跟腱清创术的术

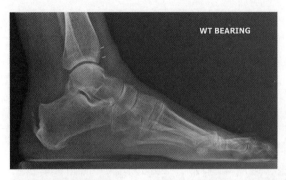

图19-1　负重体位侧位片显示跟腱内骨化,以及在跟骨后上方有一尖锐突起

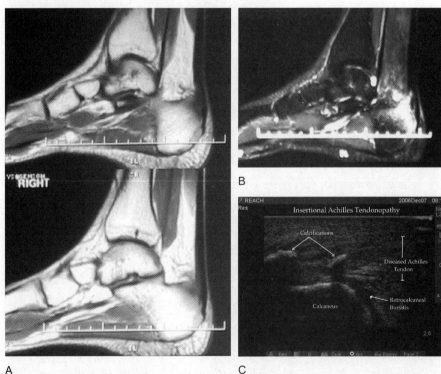

图19-2　侧位磁共振成像和超声显示肌腱炎与钙化(与图19-1为同一患者)。(A) T1加权图像显示了跟腱内的钙化。(B) T2加权像显示跟骨后骨水肿改变及广泛的跟骨后骨水肿。(C) 超声图像显示跟骨后滑囊内钙化

前计划提供有利帮助。超声成像，特别是彩色多普勒成像技术，已被证明是对术者非常有帮助的。

鉴别诊断

止点性肌腱端病
血清阴性的脊柱关节病
   反应性关节炎（Reiter综合征）
   强直性脊柱炎
   银屑病关节炎
   炎性肠道疾病
     克罗恩病
     溃疡性结肠炎
痛风
系统性类固醇肌腱变性
喹诺酮类抗生素肌腱变性
结节病
弥漫性特发性骨质增生症（DISH）
感染
位置相关（鞋后跟突起摩擦，职业相关）
外伤性打击
过度使用性肌腱变性
"pump bump"
跟骨后滑囊炎
Haglund病
Sever病（隆起在15岁闭合）

病例展示

一名63岁女性被跟腱炎及跟骨骨刺病史困扰多年，曾在当地接受足科医生物理治疗、足跟抬高、制动治疗以及注射可的松，但仍有明显疼痛，并感觉有肌腱断裂的危险。患者特别指出，在向我们介绍病情之前的5个月，她的足跟疼痛明显增加。

体格检查发现这位轻微肥胖的女性左跟腱处有一个大的突出物。她能够双足同时提踵,但无法单侧提踵。经检测肌力正常,患侧踝关节背屈程度略小于正常的一侧。她的X线平片显示了跟腱内钙化以及严重Haglund畸形(跟骨后上突)。术前拍摄MRI评估跟腱的形态,提示在跟腱远端靠近止点处存在显著增厚及信号增强,合并有慢性跟腱病以及局部撕裂,其他部分的MRI正常。

该患者采取手术治疗,切除了5 cm×2 cm大小的退化跟腱区域以及Haglund畸形。术中患者取俯卧位,采用跟腱中央切口。为了使跟腱再附着于跟骨,在跟骨切削平面的内侧和外侧分别插入3个直径为3.5 mm的锚钉。

术后,患者使用夹板维持在轻度跖屈位2周,而后拆除缝线,用行走管型石膏固定患肢处于中立位置。

术后5周,她的石膏被换为助行靴,可以在关节活动训练时去掉。术后2个月,开始穿带有0.5 inch(1 inch=2.54 cm)足跟垫的步行鞋,并开始做腓肠肌力量锻炼。术后4个月时,疼痛消失,能够双侧提踵,并且可以在游泳池里完成单足跟提踵。

术后4年,患者因大脚趾的问题再次来院,此时,其小腿对称,跟腱远端的肿胀再无复发,肌力正常,关节活动度正常,X线片显示无钙化复发。

治疗

非手术治疗

非手术治疗以改变运动习惯,肌腱放松休息,抗感染治疗,缓解疼痛为主要方式。在年轻运动员患者中,可以实施非冲击性的交叉训练:如水中行走、椭圆机训练、骑自行车和游泳,减少剧烈运动(如爬山、长跑,以及在坚硬的地面上跑步)。患者可以通过合理口服非甾体抗炎药物(注意近期心血管病的相关文献)和局部冰敷按摩来减轻炎症。可以改良鞋子如使用足跟垫,U形跟腱垫,柔软的后跟支撑架,或露跟鞋以减轻对跟腱的直接作用和生物力学应力。如果临床医生发现下肢力线不良,可以考虑使用一个半刚性的矫形器。

柔和的物理治疗方法可以作为年轻运动员非手术治疗的补充,治疗重点在腘绳肌和腓肠肌-比目鱼肌的柔韧性,还有人主张偏心腓肠肌训练。对比水疗、超声波和离子电渗疗法都有助于控制最不适部位的疼痛和炎症。一部分人有通过注射硬化剂取得成功的经历。最后,利用短腿负重石膏可以促进肌腱休息。众多的研究显示，临床医生应避免直接向肌腱内注射糖皮质激素，以免造成难以接受的并发症。

手术治疗

目前手术治疗包括跟腱止点的清创术以及去除异常的肌腱变性组织、骨刺、肌腱止点内钙化，还有Haglund畸形。已经有大量治疗止点性跟腱病的手术切口：内侧J形切口，外侧切口，内外联合切口，以及后正中线肌腱劈开切口，甚至还有完全游离并清创跟腱止点，再重新附着的方式。内侧和外侧入路已经证明了可以到达跟腱附着点，但是无法对跟腱止点进行充分的清创。中央入路有利于清创，但可能需要使跟腱从跟骨上剥离。

作者的首选方法

我们主张先尝试为期6个月的非手术治疗。如果非手术方式失败，症状仍然持续存在，就存在手术指征。手术前，与患者详细讨论手术的风险，获益，以及预期10～12个月的恢复时间。

患者经过适当的麻醉，取仰卧位于手术床上，腿部驱血后在大腿根部位置放置止血带。我们发现，早期放置止血带可以提供更容易的和创伤更小的患者定位。然后将患者俯卧在手术台上，通过一个中央后足劈裂切口理想地暴露退行性肌腱变性、肌腱内异位钙化、跟腱骨滑囊炎，以及 Haglund畸形（图19-3）。锐性分离保留厚皮片的皮瓣。纵向切开并保护腱旁组织以便术后缝合。

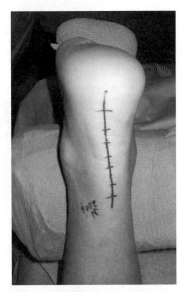

在整个手术过程中，仔细保护切口边缘是很有必要的。所有类型跟腱手术都出现过切口问题。我们必须记住，血液供应来自内侧和外侧，而跟腱远端只有很少的皮下组织覆盖。我们建议锐性分离，然后合理使用胫骨牵引钩，应避免将组织钳作为自固定拉钩器牵拉皮肤。从中央入路，将跟腱暴露出6～10 cm，直接沿跟腱中线切开肌腱纤维，可轻松识别病变部位并治疗（图19-4）。一旦暴露成功，切除发炎的跟骨后滑囊以及跟

图19-3 切口设计。患者取俯卧位，利用中央切口劈开跟腱

骨上脊的后外侧突，然后使用锯、骨凿和咬骨钳清除跟腱止点的钙化和病变组织（图19-5）。我们认为，积极的骨减压可以提高患者的满意度（图19-6），通过直接肉眼观察和术中足跟外侧透视来进行适当的骨切除（图19-7）。

　　为了方便实施合适的骨切除术和清创病变的肌腱，大部分的跟腱需要进行分离。我们之前的生物力学研究已表明，在3倍身体重量负荷下，达到50%的附着点会分离，而肌腱不会断裂。随后的52例足跟临床研究发现如果有超过50%的肌腱是完整的，那么发生撕脱的风险就较低。基于这些研究，我们建议如果超过50%的附着点分离就使用缝合锚直接将跟腱缝合固定在跟骨的原位置（图19-8）。在整个附着点区域发生病变的患者中，之前的研究已经发现，经过完全离断后通过近端V-Y延长和缝合锚固定重建的跟腱，其跖屈力量并不会发生改变。

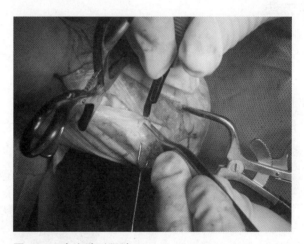

图19-4　中央劈开跟腱

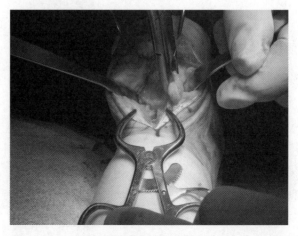

图19-5　从跟骨上表面去除骨和滑囊

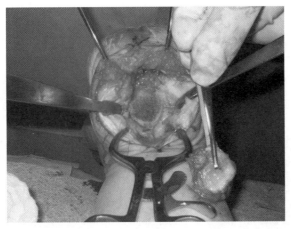

A

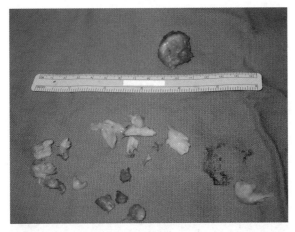

B

图 19-6　（A）Haglund畸形全切除术。（B）Haglund畸形、退行性肌腱和跟腱内骨化的手术标本展示

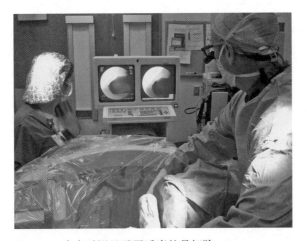

图 19-7　术中透视显示了适当的骨切除

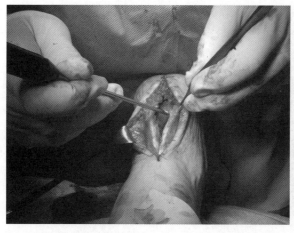
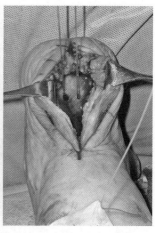

图19-8 （A）彻底清创后，置入缝合锚重新将跟腱远端附着于跟骨。（B）使用两个缝合锚钉固定跟腱远端

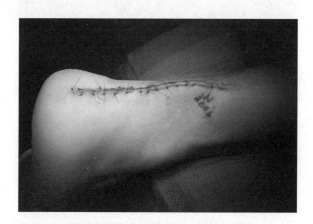

图19-9 夹板固定前关闭切口，完成手术操作

充分的肌腱清创和骨切除后，所有的骨边缘平滑变薄，灌洗骨头碎片。劈开的跟腱纤维采用可吸收线单纯间断包埋缝合，腱旁组织用连续的可吸收线缝合。我们认为闭合腱旁组织对于防止皮肤与跟腱瘢痕粘连是至关重要的。在放置引流后缝合皮肤，用不可吸收的单线垂直褥式缝合（图19-9）。患者被一种无负重的大块的罗伯特-琼斯敷料包裹，踝关节保持10°的跖屈。

敷料和缝线在术后2周时除去，患者另外使用行走管型石膏2周，术后4周可以开始轻柔的踝关节活动范围训练，当患者可以耐受换穿助行靴时，就可以进行负重。术后8周，开始无限制负重；然而，患者需要继续垫高足跟约1.27 cm 8周。术后10～12周，可以加强跖屈训练，6个月时可以进行运动。

据报道存在伤口延迟愈合、跟腱断裂和止点端持续性酸痛等并发症。

在资深专家的个人系列病例中，20名患者在至少术后至少18周返回进行CYBEX肌肉测试和检查，手术侧力量等于或强于非手术侧。如果需要进行翻修手术，应考虑增做踇长屈肌腱转位，以加强修复。

结论

止点性钙化性跟腱病的手术治疗已经证明在大多数患者上取得成功，根据文献中报道，术后满意率达到67%～82%。谢帕赛思等人[10,11]推荐使用内侧J型切口治疗跟腱炎及止点性肌腱病。在他们的45例手术病例中，除了2例之外其他都是专业长跑运动员，其中24例为跟腱炎，14例为单独的跟骨后滑囊炎，还有7例兼有两者的症状和体征。在平均3年的随访中，总体满意率为87%，然而，只有跟腱病变的患者中，92%获得了满意的结果，而有跟骨后滑囊炎的患者只有71%得到满意结果。有趣的是，没有皮肤并发症的报道。

手术外侧入路受到帕沃拉[12]，沃森[13]和约德洛夫斯基等人[14]的青睐。在Yodlowski等人的35名患者41例足部病例中，利用外侧切口切除病变跟腱、跟骨后滑囊和部分跟骨骨疣是可行的。在20个月的随访中，90%的患者得到了完全的或显著的缓解，其余10%的患者觉得症状得到了改善。1名患者切口部位有恼人的疼痛，但也有没有发生伤口裂开的问题。帕沃拉等人也在50名患者中使用外侧切口，并在最后完成随访的42例中发现有28例（67%）完全恢复了体力活动，35例（83%）无症状。42例中有8例（19%）出现并发症，其中4例为浅表伤口感染，2例皮缘坏死，2例纤维瘢痕反应或瘢痕形成。沃森等人报道，外侧入路治疗的38例足部病例中，出现并发症8例，占该组患者的21%。一名患者出现止点处跟腱撕脱，再次出现的症状及影像学检查显示需要进行二次足部手术。此外，3例出现腓肠神经炎的症状，3例手术瘢痕处出现持久性感觉过敏。沃森等人并没有任何有关切口愈合并发症的报道。

1992年，克莱恩（Clain）和巴克斯特（Baxter）[15]推荐了双切口手术技术，需要在跟腱内侧和外侧各做一个切口。第一个切口在压痛症状最明显一侧，通过此切口彻底切除Haglund畸形以及有慢性炎症的跟骨后滑囊。这篇综述文章中没有统计数据引证，也没有提到并发症。

1988年，克莱格（Kleiger）建议用与跟腱平行的外侧切口切除Haglund畸形及跟骨后滑囊。当滑囊较大或位置靠内侧时，他建议使用一个类似"内侧腱旁切口"。这使得外科医生可以牵拉胫后神经血管束,并进一步切除变性的肌腱。他的文章没有谈及并发症和患者分组。

后正中线的肌腱劈开切口,首先被麦加维(McGarvey)[17]、克莱恩、巴克斯特等人[15]以及最近的约翰逊等人[18]介绍。约翰逊研究的22名患者平均随访34个月,疼痛显著降低,且功能明显改善。在他们的病例组中,55%的患者在术前无法全职工作,而术后减少至9%。作者报道除了2名患者出现局部浅表伤口裂开,需要换药外,无神经血管并发症,无钙化性肌腱炎复发,无跟腱断裂。这也印证了我们的研究成果,随访至少2年后患者100%完全满意,经等速功能测试,手术侧力量比非手术侧更强。所有使用中央入路的术者发现,患者术后想要在减少疼痛和增强力量方面达到最大程度,需要11～12个月时间。

参考文献

[1] Maffulli N, Reaper J, Ewen SW, et al. Chondral metaplasia in calcific insertional tendinopathy of the Achilles tendon. Clin J Sport Med, 2006, 16(4): 329-334.

[2] Knobloch K, Kraemer R, Lichtenberg A, et al. Achilles tendon and paratendon microcirculation in midportion and insertional tendinopathy in athletes. Am J Sports Med, 2006, 34(1): 92-97.

[3] Fahlstrom M, Jonsson P, Lorentzon R, et al. Chronic Achilles tendon pain treated with eccentric calf-muscle training. Knee Surg Sports Traumatol Arthrosc, 2003, 11(5): 327-333.

[4] Furia JP. High-energy extracorporeal shock wave therapy as a treatment for insertional Achilles tendinopathy. Am J Sports Med, 2006, 34(5): 733-740.

[5] Ohberg L, Alfredson H. Sclerosing therapy in chronic Achilles tendon insertional pain-results of a pilot study. Knee Surg Sports Traumatol Arthrosc, 2003, 11(5): 339-343.

[6] Scutt N, Rolf C, Scutt A. Glucocorticoids inhibit tenocyte proliferation and tendon progenitor cell recruitment. J Orthop Res, 2006, 24(2): 173-182.

[7] Kolodziej P, Glisson RR, Nunley JA. Risk of avulsion of the Achilles tendon after partial excision for treatment of insertional tendonitis and Haglund's deformity: a biomechanical study. Foot Ankle Int, 1999, 20(7): 433-437.

[8] Calder JD, Saxby TS. Surgical treatment of insertional Achilles tendinosis. Foot Ankle Int, 2003, 24(2): 119-121.

[9] Wagner E, Gould J, Bilen E, et al. Change in plantarflexion strength after complete detachment and reconstruction of the Achilles tendon. Foot Ankle Int, 2004, 25(11): 800-804.

[10] Schepsis AA, Jones H, Haas AL. Achilles tendon disorders in athletes. Am J Sports Med, 2002, 30(2): 287-305.

[11] Schepsis AA, Wagner C, Leach RE. Surgical management of Achilles tendon overuse injuries. A long-term follow-up study. Am J Sports Med, 1994, 22(5): 611-619.

[12] Paavola M, Kannus P, Paakkala T, et al. Long-term prognosis of patients with Achilles tendinopathy. Am J Sports Med, 2000, 28(5): 634-642.

[13] Watson AD, Anderson RB, Davis WH. Comparison of results of retrocalcaneal decompression for retrocalcaneal bursitis and insertional Achilles tendinosis with

calcific spur. Foot Ankle Int, 2000, 21(8): 638−642.

[14] Yodlowski ML, Scheller AD Jr, Minos L. Surgical treatment of Achilles tendinitis by decompression of the retrocalcaneal bursa and the superior calcaneal tuberosity. Am J Sports Med, 2002, 30(3): 318−321.

[15] Clain MR, Baxter DE. Achilles tendinitis. Foot Ankle, 1992, 13(8): 482−487.

[16] Kleiger, B. The posterior calcaneal tubercle impingement syndrome. Orthop Rev, 1988, 17(5): 487−493.

[17] McGarvey WC, Palumbo RC, Baxter DE, et al. Insertional Achilles tendinosis: surgical treatment through a central tendon splitting approach. Foot Ankle Int, 2002, 23(1): 19−25.

[18] Johnson KW, Zalavras C, Thordarson DB. Surgical management of insertional calcific Achilles tendinosis with a central tendon splitting approach. Foot Ankle Int, 2006, 27(4): 245−250.

[19] Graham DJ COX-2 inhibitors, other NSAIDs, and cardiovascular risk: the seduction of common Sense. JAMA, 2006, 296(13): 1653−1656. Epub 2006, Sep 1.

[20] Hernández-Diaz S, Varas-Lorenzo C, García Rodríguez LA Non-steroidal antiinflammatory drugs and the risk of acute myocardial infarction. Basic Clin Pharmacol Toxicol, 2006, 98(3): 266−274.

无细胞真皮基质填充治疗慢性跟腱断裂

特洛伊·S.沃森和詹姆斯·A.努利

虽然跟腱修复已经大量使用了阔筋膜、腓肠肌皮瓣、跖肌腱移植、掌长肌、蹞长肌以及复合移植[1-7]，但没有哪种单一的手术方式被普遍接受。一些研究报告称针对急性跟腱修复，直接修复和填充物修复之间对比只有微小的改善或结果相同，因此，任何填充物可带来的优势，都不值得冒额外的手术风险[2,8]。然而，在慢性跟腱撕裂中，直接修复或转位时合并填充治疗得到更大的认可。加强慢性的或漏诊的跟腱撕裂加强修复有利于肌腱组织质量差的患者，包括纤维状假性肌腱的切除后造成的缺损，延期治疗导致的肌腱回缩或脂肪浸润等[9-14]。慢性跟腱断裂的患者的治疗比急性患者在技术上更具有挑战性：他们恢复活动更慢，并发症发病率更高，存在更大的功能缺陷[2,11-13,15]。虽然这个加强慢性撕裂的想法被广泛接受，但作为加强直接修复的方法并未形成标准。不幸的是，目前使用的许多加强修复技术都需要获得一个健康的自体肌腱。虽然这些技术已被证明有利于患者，但是自体肌腱的牺牲需要引起注意，因为这些肌腱对于修复跟腱可能长度或直径不够[5,16]。如果肌腱被改道或切除，应该考虑到生物力学和软组织对足的影响[6,11,14,17]。考虑到一些特殊患者使用原位肌腱或缺乏合适的肌腱，因此促使我们研究同种异体移植物和合成材料作为增强跟腱的手段[1]。虽然合成材料效果良好，但是，这种材料不能随着时间推移被吸收，也不能促进肌腱再生，他们只是提供了暂时的强度，最终可能也会导致问题发生[9]。

最近，人类无细胞真皮基质的使用受到了关注，它可以作为填补慢性跟腱损伤的材料，片状的异体移植物，允许外科医生在不牺牲局部组织的前提下，加强肌腱修复。理想的情况下，加固材料为修复跟腱提供额外的稳定性，促进细胞无炎症性浸润渗透，并随着时间的推移与肌腱融合。在李(Lee)的一项研究中,9例漏诊的跟腱断裂患者接受无细胞组织移植,随访至少20个月,该组患者未出现再断裂和疼痛复发。患者平均恢复活动的时间为15.2周,在12个月后美国骨科足踝关节外科医生协会(AOFAS)踝后足评分平均为86.2。在这组病例中,恢复活动的时间明显快于以前报道的单独直接修复或做翻转皮瓣治疗慢性跟腱断裂的病例。这些积极的结果相当有趣,因为大多数接受治疗的患者合并有吸烟史或糖尿病。在布里吉(Brigido)的一项技术研究中,21例跟腱因病变切除超过50%肌腱组织的患者采用无细胞真皮基质治疗慢性跟腱变性,这些患者恢复活动的平均时间为术后12.1周。

总的来说,这些临床结果符合细胞外基质在临床使用前进行的细胞学研究、动物模型和生物力学测试中的功效。巴伯(Barber)等人通过各种各样的细胞外基质机械测试显示这种类型的材料的缝合牵拉强度(157～229 N)高于所有其他进行测试的材料。这种由细胞外基质提供的固有力学特性和缝合把持能力将会在移植物融合前辅助增加术中及术后初期的固定强度。在肘关节内侧副韧带重建的生物力学研究中发现,无细胞真皮基质结构的初始强度在统计学上与掌长肌肌腱移植物相当。各种大量的犬、猪、大鼠模型以及体外细胞实验多次展示了无细胞的人体真皮移植具有组织再生、炎症反应少、可被细胞吸收的特性。人类无细胞真皮基质的可吸收性与再生本质归因于其处理方法保持了原有结缔组织结构的完整,而没有破坏或使基质交联。用这种材料来加强肩袖腱组织修补已经取得了成功,并通过使用各种不同的技术可以降低再撕裂率和提供良好临床功能预后。坊间证据表明,这种材料在临床使用前的明确的组织学报告与临床上患者的细胞反应相符。在移植术后进行肩袖活检,有显著的新生肌腱形成并含有丰富的健康细胞和血管。

治疗

与原发的跟腱断裂相比,漏诊病例治疗方式的选择对即使是经验丰富的足踝外科医生来说也是一项挑战。治疗方法包括保守治疗,主要针对存在手术禁忌的患者;而手术治疗主要是针对那些存在功能缺陷但可以通过手术修复而获得改善的患者。

对功能要求较低以及有明显手术禁忌证的患者适合非手术治疗。患者合并有严重的心脏病、周围血管疾病或其他全身性疾病时,最好选择非手术治疗。应该彻底评估患者的全身状况、功能需求以及既往的活动水平。初诊医师的会诊对于疑难病例的治疗非常有用。而为这些患者提供的选择包括使用CAM步行靴2 ～ 3个月，或使用足踝矫形器帮助行走。患者应理解的是，尽管采取上述方式，他们可能仍然在行走时感到疼痛。

手术方式的选择主要取决于跟腱纤维组织切除后遗留缺损的长度。1 ～ 2 cm的缺损通常可以通过钝性分离小腿后方浅表和深部间室，并牵拉跟腱近端部分再次连接缝合。将编织缝线置入跟腱近端并向远端牵拉，直至缺损消失，然后通过双股技术完成这种跟腱端–端吻合。

当缺损达到2 ～ 6 cm时，V–Y延长术可以被应用到以上描述的过程中。Abraham和Pankovich提出该技术，即在筋膜近端做一个倒V形切口，手动向远端牵拉，直到完成端–端吻合，即为倒Y型修复。我们在第10章中对该手术进行了详细介绍。

如果缺损更大，不能通过上述技术充分填补，就可能需要使用肌腱转位术。牵拉跟腱如果缺损超过5 ～ 6 cm则会减弱该结构的强度，因此此时大多数医生会推荐其他方式的来填补这么大的缺损。在最近发表的研究中，伊莱亚斯（Elias）等人对15例漏诊的跟腱断裂患者采用一个切口并行V–Y延长与踇长屈肌腱（FHL）转位相结合的方法进行重建。邓·哈托（Den Hartog）出版了他的一系列通过单一切口行踇长屈肌腱转位治疗跟腱慢性病变的病例。作为单一切口替代，其他医生主张通过两个切口完成踇长屈肌腱或趾长屈肌（FDL）转位。在这些方法中，可以用长度增加的转位肌腱来填补缺损，而不是选择V–Y延长。这些技术我们在第11章中有更详细地介绍。

作为对上述方法的一种辅助手段，并且也可能完全无需肌腱转位，使用无细胞真皮基质与腓肠肌相结合来延长跟腱可以成功修复慢性跟腱断裂。此技术应用于跟腱缺损大于6 cm的病例。当缺损超过6 cm时，可用利用单切口技术从内踝踇长屈肌肌腱的通道获取该肌腱，并将其用生物可吸收螺钉固定在跟骨上。这一技术在第11章有详细说明。无细胞真皮基质填充物在这些病例中可用来增加结构完整性，以完成修复。

治疗慢性跟腱断裂时，患者取俯卧位，软垫保护所有骨行突起部位（图20-1）。大腿使用止血带，术前腘窝封闭将有助于控制术后疼痛。

在小腿的后中线取长切口，从腓肠肌肌肉肌腱连接处延伸至跟腱末端在跟骨上的附着处。切口偏向内侧以避免损伤腓肠神经，但在近端应更偏向中间，以便更好地暴露做V–Y延长。纵向切开跟腱上方带有腱旁组织的全厚皮瓣，以便术后关闭切口。识别跟腱的纤维部分（图20-2 ）并小心游

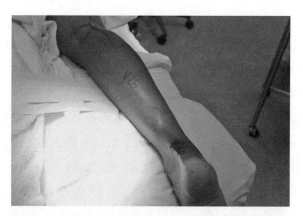

图20-1　俯卧位。对于慢性断裂,无需准备健侧作为对照

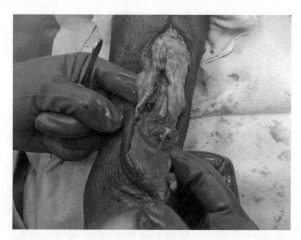

图20-2　提起全厚皮瓣,展示失活的、纤维化的瘢痕及假性肌腱

离,直到发现更有活性的肌腱纤维。同时,在术中测量缺损大小,决定重建方式。如前所述,对于5～6 cm的缺损,可在近端做V-Y延长尝试得到足够的肌腱长度来桥接缺损(图20-3)。倒V形切开腓肠肌筋膜后编织缝合,用2号丝线(Arthrex, Inc., Naples, FL)从近端开始,到达倒V切口的远端。用第二根丝线从距离缺损远端3～4 cm处开始向近端缝合。徒手牵引3～5 min,可以拉长近端支,然后完成端-端吻合。助手同时拉住跟腱的两个断端并合并在一起,分别打结内侧和外侧缝线(图20-4)。

　　然后将注意力转移至修补V-Y延长,通常使用2-0可吸收缝线缝合(图20-5)。缺损过大不能闭合或者需要额外加强的病例,可以取踇长屈肌腱并用生物螺钉固定在跟骨上。

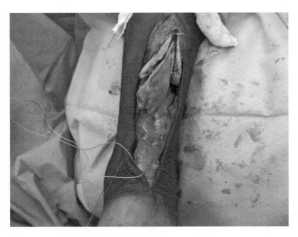

图 20-3　徒手牵引并做腓肠肌 V-Y 延长

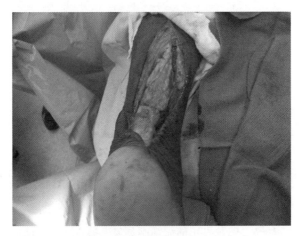

图 20-4　用双股线技术做端-端吻合

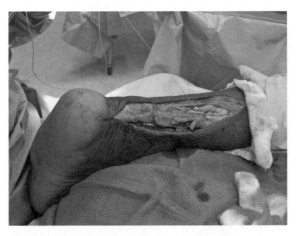

图 20-5　用可吸收缝合线修复 V-Y 腓肠肌延长

完成包括腓肠肌延长在内的直接修复后，仔细放置无细胞真皮基质。可以使用标准的和厚版的人类无细胞真皮基质（Graftjacket® Matrix，Wright Medical Technology，Inc.，Arlington，TN）（图20-6）。通常情况下，标准厚度更容易操作并且更适合跟腱。可将移植物作为嵌入移植物或一个套筒。最常用的是将移植物绕肌腱一周形成一个完整的圆筒（图20-7）。修剪掉多余的部分后将移植物缝合连接（图20-8）。然后将缝合口转向前方，使用2-0Vicryl线将Graftjacket Matrix缝合到跟腱上，确保固定良好并使移植物于跟腱自然接触（图20-9）。分层无张力闭合切口（图20-10 ）。使用夹板将患肢固定在跖屈位，以避免应力作用于修复部位。患者可在康复室冷疗，然后出院。

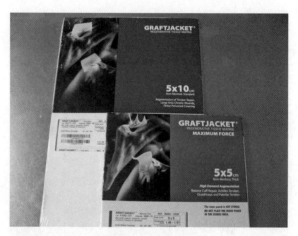

图20-6 两种可用的无细胞真皮基质：标准版和加厚版

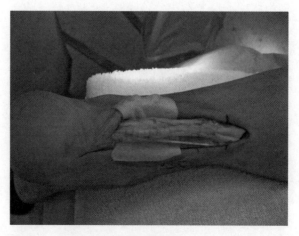

图20-7 无细胞真皮基质套管技术

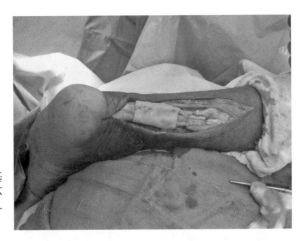

图 20-8　完成无细胞真皮基质包裹后，缝合接口。这时不要将移植物与跟腱缝合，这一点很重要

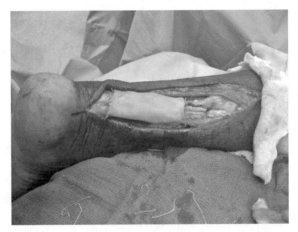

图 20-9　然后将无细胞真皮基质旋转180°，用可吸收线将其与跟腱缝合。注意用多股线缝合，以防止术后移植物脱离

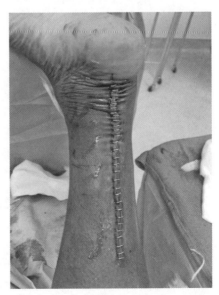

图 20-10　无张力闭合切口，然后夹板固定

病例展示1：慢性跟腱断裂

一名28岁的女警察，3个月前在办公室里演示拳击时右踝受伤。在受伤后，她仍像战士一样努力工作。送到急诊室后，她被诊断为严重的脚踝扭伤，并佩戴马镫形踝关节支具。伤后6周，当她试图重返拳击场时，发现右下肢疼痛、后蹬无力。她开始寻求医疗帮助，她的初诊医生送她去物理治疗脚踝扭伤。伤后3个月，由于并无明显改善，遂就诊于一位骨科医生。

就诊时，患者行走时步态呈疼痛跛行。体格检查未见踝关节外侧不稳定，距腓前韧带无压痛，但患者Thompson征阳性并伴有腓肠肌肌腹萎缩。患者跟腱触诊未见明显异常，后行MRI检查，发现慢性纤维断裂以及一大段肌腱增厚。

鉴于患者的年龄、职业及对继续职业拳击生涯的渴望，建议通过手术治疗恢复患者跟腱功能以恢复到受伤前的运动水平。签署知情同意书后，安排手术日程。

术中探查肌腱发现一段紊乱的纤维并有纤维组织嵌入（图20-11）。从这一区域开始清创，分别向近端和远端延伸直至正常肌腱，清创后存在6 cm的缺损。接下来，完成V-Y延长端-端吻合术，然后关闭近端Y切口。标准厚度的人体无细胞真皮基质（Graftjacket Matrix）直接缝合在修复的跟腱上，同时缝合在Y形修复部位以提高修复部位的强度（图20-12）。离开手术室前局麻患肢，并用夹板固定在跖屈15°。

患者术后前2周夹板固定，初次复查后开始使用CAM助行靴。继续不负重6周，但是在第2～6周允许患者做主动背屈和跖屈运动。术后6周开

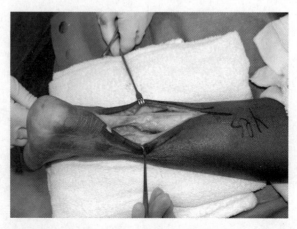

图20-11　暴露纤维化及瘢痕形成的假性跟腱

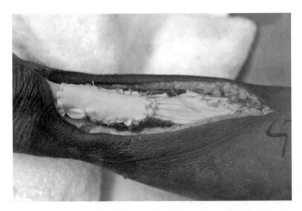

图20-12 平铺无细胞真皮基质技术

始在穿戴保护靴下负重。在术后第8周开始正规的物理治疗，术后12周停止使用保护靴。物理治疗持续到第5个月，患者转移至健身房康复，同时进行家庭强化方案。术后10个月，她返回拳击场，不再有患肢后蹬无力或其他不适。

病例展示2：慢性跟腱断裂

一名42岁的建筑工人，4个月前打篮球时受伤，受伤后仍在坚守岗位。他一直在努力工作，但因为工作对体力的需求，遇到越来越多的困难。

他的初诊医生已经为他检查过一次，然而诊断是简单的脚踝扭伤，但病情并没有改善。患者主诉跛行，爬梯子时感到无力，后踝区疼痛。

体格检查可见患者走路轻微跛行，无法完成单脚踮脚站立，Thompson征阳性。患者跟腱在距跟骨附着点约3～4 cm处有明显缺损，确诊为慢性跟腱撕裂，并讨论治疗方案。患者同意手术治疗后，为在术前确定跟腱缺损大小以便进行术前准备，所以行MRI检查（图20-13）。

术中清理跟腱所有纤维化组织，留

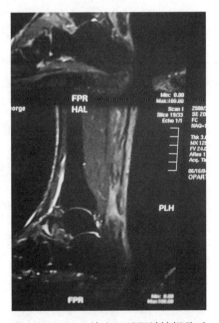

图20-13 MRI检查显示跟腱缺损及近端回缩

下一个约5 cm缺损（图20-14）。做V-Y腓肠肌延长，接着使用2号丝线将清创后的近端和远端进行编织缝合（图20-15）。一旦完成跟腱端-端吻合，用多股丝线打结，并将脚保持在20°跖屈位。近端V-Y用2-0不可吸收缝线缝合（图20-16）。完成修复后，使用标准厚度的5 cm×10 cm无细胞真皮基质移植物（Graftjacket基质）加强修复（图20-17）。采用标准分层闭合切口，用较厚的敷料包扎，并用坚固的夹板将患肢固定在15°跖屈位。

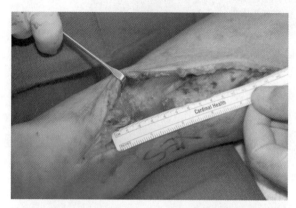

图20-14　清理纤维化组织及瘢痕后，测量跟腱缺损长度

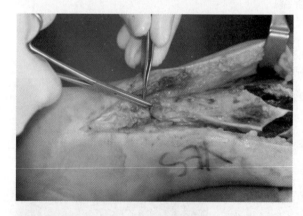

图20-15　助手牵拉跟腱两端并在一起，行V-Y延长。编织缝线确保修复效果

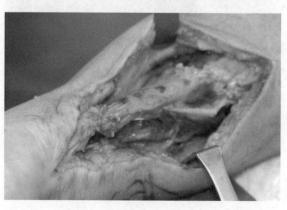

图20-16　端-端吻合肌腱，并完成近端V-Y修复

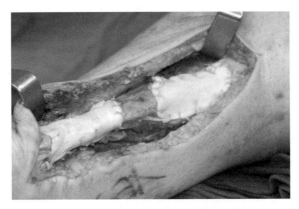

图20-17　在近端及远端平铺无细胞真皮基质

　　术后康复遵循了类似病例1中描述的方案。术后5个月,患者恢复工作。他避免爬梯及高空作业直到术后8个月。术后10个月,患者能够完成单足踮脚尖站立。

参考文献

[1] Fernandez-Fairen M, et al. Gimeno C. Augmented repair of Achilles tendon ruptures. Am J Sports Med, 1997, 25: 177−181.

[2] Nyyssonen T, Saarikoski H, Kaukonen JP, et al. Simple end-to-end suture versus augmented repair in acute Achilles tendon ruptures: a retrospective comparison in 98 patients. Acta Orthop Scand, 2003, 74: 206−208.

[3] Lynn TA. Repair of the torn Achilles tendon, using the plantaris tendon as a reinforcing membrane. J Bone Joint Surg [Am], 1966, 48: 268−272.

[4] Lindholm A. A new method of operation in subcutaneous rupture of the Achilles tendon. Acta Chir Scand, 1959, 117: 261−270.

[5] Pearsall AW, Bryant GK. Technique tip: a new technique for augmentation of repair of chronic Achilles tendon rupture. Foot Ankle Int, 2006, 27: 146−147.

[6] Miskulin M, Miskulin A, Klobucar H, et al. Neglected rupture of the Achilles tendon treated with peroneus brevis transfer: a functional assessment of 5 cases. J Foot Ankle Surg, 2005, 44: 49−56.

[7] Zell RA, Santoro VM. Augmented repair of acute Achilles tendon ruptures. Foot Ankle Int, 2000, 21: 469−474.

[8] Aktas S, Kocaoglu B, Nalbantoglu U, et al. End-to-end versus augmented repair in the treatment of acute Achilles tendon ruptures. J Foot Ankle Surg, 2007, 46: 336−340.

[9] Kissel CG, Blacklidge DK, Crowley DL. Repair of neglected Achilles tendon ruptures—procedure and functional results. J Foot Ankle Surg, 1994, 33: 46−52.

[10] Abraham E, Pankovich AM. Neglected rupture of the Achilles tendon. Treatment by V-Y tendinous flap. J Bone Joint Surg Am, 1975, 57: 253−255.

[11] Maffulli N, Leadbetter WB. Free gracilis tendon graft in neglected tears of the Achilles tendon. Clin J Sports Med, 2005, 15: 56−61.

[12] Pintore E, Barra V, Pintore R, et al. Peroneus brevis tendon transfer in neglected tears of the Achilles tendon. J Trauma, 2001, 50: 71−78.

[13] Gabel S, Manoli A 2nd. Neglected rupture of the Achilles tendon. Foot Ankle, 1994, Int15: 512-517.

[14] Leppilahti J, Orava S. Total Achilles tendon rupture. A review. Sports Med, 1998, 25: 79-100.

[15] Saxena A, Cheung S. Surgery for chronic Achilles tendinopathy. Review of 91 procedures over 10 years. J Am Podiatr Med Assoc, 2003, 93: 283-291.

[16] Lee YS, Lin CC, Chen CN, et al. Reconstruction for neglected Achilles tendon rupture: the modified Bosworth technique. Orthopedics, 2005, 28: 647-650.

[17] Hahn F, Maiwald C, Horstmann T, et al. Changes in plantar pressure distribution after Achilles tendon augmentation with flexor hallucis longus transfer. Clin Biomech (Bristol, Avon) 2007.

[18] Lee DK. Achilles tendon repair with acellular tissue graft augmentation in neglected ruptures. J Foot Ankle Surg, 2007, 46: 451-455.

[19] Brigido SA, Schwartz E, Barnett L, et al. Reconstruction of the diseased Achilles tendon using an acellular human dermal graft followed by early mobilization—a preliminary series. Tech Foot Ankle Surg, 2007, 6: 249-253.

[20] Barber FA, Herbert MA, Coons DA. Tendon augmentation grafts: biomechanical failure loads and failure patterns. Arthroscopy, 2006, 22: 534-538.

[21] Furukawa K, Pichora J, Steinmann S, et al. Efficacy of interference screw and double-docking methods using palmaris longus and GraftJacket for medial collateral ligament reconstruction of the elbow. J Shoulder Elbow Surg/Am Shoulder Elbow Surg, 2007, 16: 449-453.

[22] Beniker D, McQuillan D, Livesey S, et al. The use of acellular dermal matrix as a scaffold for periosteum replacement. Orthopedics, 2003, 26: s591-596.

[23] Harper J, McQuillan D. A novel regenerative tissue matrix (RTM) technology for connective tissue reconstruction. Wounds, 2007, 19: 163-168.

[24] Valentin JE, Badylak JS, McCabe GP, et al. Extracellular matrix bioscaffolds for orthopaedic applications. A comparative histologic study. J Bone Joint Surg [Am], 2006, 88: 2673-2686.

[25] Adams JE, Zobitz ME, Reach JS Jr, et al. Rotator cuff repair using an acellular dermal matrix graft: an in vivo study in a canine model. Arthroscopy, 2006, 22: 700-709.

[26] Fini M, Torricelli P, Giavaresi G, et al. In vitro study comparing two collagenous membranes in view of their clinical application for rotator cuff tendon regeneration. J Orthop Res, 2007, 25: 98-107.

[27] Labbe MR. Arthroscopic technique for patch augmentation of rotator cuff repairs. Arthroscopy, 2006, 22: e1131-1136.

[28] Dopirak R, Bond J, Snyder S. Arthroscopic total rotator cuff replacement with an acellular human dermal allograft matrix. Int J shoulder Surg, 2007, 1: 7-15.

[29] Burkhead W, Schiffern S, Krishnan S. Use of Graft Jacket as an augmentation for massive rotator cuff tears. Semin Arthrosc, 2007, 18: 11-18.

[30] Snyder S, Bond J. Technique for arthroscopic replacement of severely damaged rotator cuff using "Graftjacket" allograft. Oper Tech Sports Med, 2007, 15: 86-94.

[31] Myerson MS. Achilles tendon ruptures. Instr Course Lectures, 1999, 48: 219-230.

[32] Elias I, Besser M, Nazarian LN, et al. Reconstruction for missed or neglected Achilles tendon ruptures with V-Y lengthening and flexor hallucis longus tendon transfer through one incision. Foot Ankle Int, 2007, 28: 1238-1248.

[33] Den Hartog B. Flexor hallucis longus transfer for chronic Achilles tendinosus. Foot Ankle Int, 2003, 24: 233-237.

[34] Wapner KL, Pavlock GS, Hecht PJ, et al. Repair of chronic Achilles tendon rupture

with flexor hallucis longus tendon transfer. Foot Ankle, 1993, 14: 443-449.

[35] Wapner KL, Hecht PJ. Repair of chronic Achilles tendon rupture with flexor hallucis longus tendon transfer. Oper Tech Orthop, 1994, 4: 132-137.

[36] Mann RA, Holmes GB Jr, Seale KS, et al. Chronic rupture of the Achilles tendon: a new technique of repair. J Bone Joint Surg [Am], 1991, 73: 214-219.

[37] Lee MS. GraftJacket augmentation of chronic Achilles tendon ruptures. Orthopedics, 2004, 27: s151-153.

索　引